ZHONGYUAN
MINGYI
JIANG
BAIBING

《健康河南》系列丛书

中原名医讲百病

◎ 河南广播电视台《健康河南》节目组 编著

郑州大学出版社
郑州

图书在版编目(CIP)数据

中原名医讲百病/河南广播电视台《健康河南》节目组编著.—郑州：郑州大学出版社,2017.11

ISBN 978-7-5645-3820-0

Ⅰ.①中… Ⅱ.①河… Ⅲ.①常见病-中医治疗法 Ⅳ.①R242

中国版本图书馆 CIP 数据核字（2017）第 008552 号

郑州大学出版社出版发行
郑州市大学路 40 号　　　　　　　　邮政编码:450052
出版人:张功员　　　　　　　　　　发行电话:0371-66966070
全国新华书店经销
河南文华印务有限公司印制
开本:710 mm×1 010 mm　1/16
印张:18
字数:211 千字
版次:2017 年 11 月第 1 版　　　　　印次:2017 年 11 月第 1 次印刷

书号:ISBN 978-7-5645-3820-0　　　　定价:39.00 元

本书如有印装质量问题,请向本社调换

序一

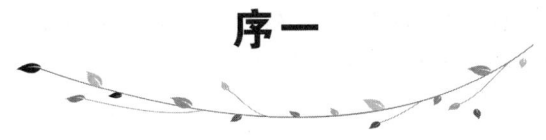

一切为了人民健康

河南省卫生计生委主任、党组书记 李广胜

悠悠民生,健康为重。

"没有全民健康,就没有全面小康。"保障人民健康是我们党为人民奋斗的重要目标,更是卫计委系统奋力进取的首要任务。决胜全面小康、中原更加出彩,离不开人民健康的支撑。近年来,河南省委、省政府坚持以人民为中心的发展思想,把维护人民群众健康作为民生工作重点,全面深化医药卫生体制改革,不断改善卫生健康服务条件,着力提升人民健康水平,保障了1亿人民的基本医疗卫生健康需求。省十次党代会做出了"建设健康中原"的战略决策。全面推进健康中原建设,为人民群众提供全方位、全生命周期的健康服务,既是实现河南振兴、中原崛起的迫切要求,也是一亿老百姓的热切期盼。

推进健康中原建设,卫生计生战线是主战场,卫生计生工作者是主力军。怎样发挥主力军的作用?在持续深化医改、着力改善医疗卫生服务同时,还要着力加强健康教育和健康促进,倡导绿色健康生活方式,引导人民群众提高健康素养;要深入宣传健康中原建设的新理念、新要求,让"大卫生、大健康"理念广泛普及、深入人心;要持续凝聚精气神,传递正能量,弘扬主旋律,营造人人参与、人人建设、人人共享健康的浓厚氛围。

《中原名医讲百病》一书,以河南广播电视台《健康河南》节目为平台,以省内三级甲等以上医院的名家大医为依托,以科学严谨的态度,向听众传递健康理念、普及医学知识,以期倡导健康生活、促进全民健康。本书根据学科专业划分,同时结合一些临床常见病例分析,深入浅出、通俗易懂地讲解常见病和多发病的防治方法,具有较强的权威性、专业性和趣味性。尤其是每个人都要有做自己的健康管理者、中医药"治未病"、二胎时代的生殖健康、陪伴孩子健康快乐成长等理念,给广大群众防病治病提供了重要参考,也架起了医生与患者之间沟通的桥梁,是卫生健康事业改革发展的积极力量。

希望广大读者能够从这本书中汲取健康知识,不断提高医学素养和健康水平,做全民健康的参与者、实践者和推动者!

序二

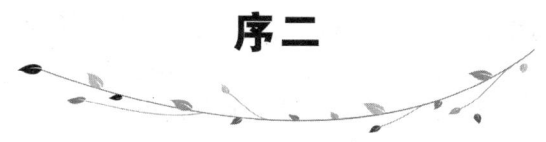

中原自古出名医,大医精诚为人民

河南广播电视台党委副书记、总编辑 王仁海

河南地处中原,是中华民族文化的发祥地。在厚重中原文化的浸润下,河南历代名医荟萃,大师辈出。医中之圣,方中之祖——张仲景的故乡就在河南,其开辨证论治之先河,被后世尊为"医圣"。据不完全统计,春秋战国至明末,史传中有籍可考的全国5 000多位名医中,河南就有912人。

如今的中原,更是名医荟萃,熠熠生辉。如何将中原大地的名医客观记录,将名医文化进行传承,使其在对人类健康、文明的发展中产生更加积极的影响?作为媒体,需要融合创新。河南广播电视台一直在积极探索。

2015年9月1日,河南广播电视台下属的河南农村广播全新改版,这套广播频率定位"沟通新城乡,服务新三农,满足新需求",是河南7 000万新型农民朋友获取信息的重要平台。河南农村广播实施差异化节目布局,节目突出服务城乡居民生产生活需求,着力打造《绿色生乡》《健康河南》等一批品牌节目。其中,《健康河南》就是服务于城乡群众健康需求、融合创新的公益性节目。

随着社会经济的快速发展,群众医疗健康问题日益突出。《中国城市居民健康白皮书》指出,慢性病成为新杀手。35岁至65岁人群成为中国慢性病大军,大中城市呼吸系统和心血管系统体检异常上升趋势明显。根据估算,全国心血管病患者有2.9亿,其中高血压患者2.7亿,脑卒中患者至少700万,心肌梗死患者250万,心血管病呈现多发、低龄化趋势。再加上看病难、看病贵等多年未彻底解决的社会难题,医疗改革和医疗健康问题成了党和政府、社会各界最为关注的热点焦点问题之一,广大干部群众对医疗健康服务有很大的迫切需求。基于此,2015年,河南广播电视台农村广播与河南省卫生和计划生育委员会联合推出了《健康河南》节目,节目内容就是紧密关注医改新举措,邀请省会郑州三级甲等公立医院的著名医学专家或学科带头人,做客直播间,为听众讲解医疗知识,提供健康服务,满足全省城乡广大干部群众对医疗健康的期望和需求。

节目开播两年来,郑州大学第一附属医院、河南省人民医院、河南中医学院第一附属医院、郑州市第一人民医院等省会郑州近30所公办三级甲等以上医院的600多位知名专家、教授来到直播间做客,传递防病治病知识,解答听众健康咨询。

在办好线上节目的同时,《健康河南》节目组还持续不断地举办特色活动,结合省会公立医院丰富的专家资源开展系列义诊活动,把优质的医疗资源先后带进了社区、养老院、厂矿等生产生活一线,深入农村群众家门口开展送医下乡活动28场,为贫困村、贫困户开展一对一医疗扶贫帮扶,真正做到服务"三农"、助力脱贫攻坚。节目和活动深受百姓青睐,医院领导和专家也十分认可,河南省卫计委领导也给予高度评价。

作为党媒,更重要的是要有责任与担当。河南农村广播《健康河南》节目,既把优质节目、贴心服务通过广播节目、线下活动、新媒体等多种方式送给广大干部群众,发挥了媒体的传播力、公信力、影响力,也在实践和服务中承担起了媒体的社会责任。

此次,农村广播将这些名医及所谈的话题汇集在一起,出版成书,是传统媒体再一次的升级"融合创新传播"。这样的"融合传播",不仅对中原名医文化进行了传播与传承,更站在老百姓的角度,为大家提供了实用信息。

今天,《中原名医讲百病》一书出版了,大家不仅可以看到河南的名医、河南的名医文化,还能看到传统媒体融合传播创新的一份诚意。该书分为内科、外科、中医科、生殖保健科、儿科、五官科、骨科几个章节,汇集了郑州大学第一附属医院、河南省人民医院、河南中医药大学第一附属医院等省内多家医院的名医专家。他们,都是健康河南发展的重要力量。

党的十八大以来,以习近平同志为核心的党中央坚持以人民为中心的发展思想,把健康中国提升为国家战略并深入推进。"十三五"时期是我国全面建成小康社会的决胜阶段,也是建立健全基本医疗卫生制度、推进健康中国建设的关键时期。健康河南的发展,健康中原的建设与发展在这样一个时期至关重要,这些都离不开中原名医。

是为序。

目录

内 科

隐秘的急性心肌梗死 /3
李凌（郑州大学第一附属医院）

胃溃疡让您防不胜防 /12
冯常炜（郑州大学第二附属医院）

高血压您不知道的事 /20
赵明中（郑州市第九人民医院）

夏季也要警惕心血管疾病 /27
孙俊华（郑州市第七人民医院）

血小板的秘密 /33
郭树霞（郑州人民医院）

甲状腺结节要当心 /40
李清楚（郑州大学附属郑州中心医院）

结肠癌正悄悄走近我们 /50
方立峰（郑州市消化病医院）

第一"杀手"——脑卒中 /55
朱良付(河南省人民医院)

疼痛难忍的带状疱疹 /61
范团起(郑州大学第二附属医院)

外 科

有"痔"要当心 /71
邓业巍(郑州人民医院)

肾病防治和肾移植 /80
丰贵文(郑州大学第一附属医院)

聊聊尘肺病 /86
魏立(河南省人民医院)

烧伤后的处理措施 /92
夏成德(郑州市第一人民医院)

中医科

胃病不可怕,可怕的是认识不足 /101
李鲜(河南中医药大学第二附属医院)

关注帕金森病,让生命不再颤抖 /109
马云枝(河南中医药大学第一附属医院)

难以诉说的隐痛——肝病 /117
牛学恩(河南中医药大学第二附属医院)

冬病夏治的奥妙 /123
邵素菊（河南中医药大学第二附属医院）

让人心烦的失眠 /129
孟毅（河南中医药大学第二附属医院）

贫血，没那么简单 /135
程志（河南中医药大学第二附属医院）

健康需要管理 /141
刘宝琴（郑州市中医院）

死亡之神——胰腺炎 /147
杨国红（河南中医药大学第一附属医院）

生殖保健科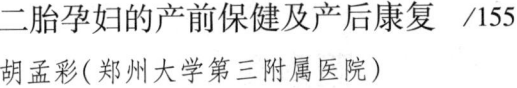

二胎孕妇的产前保健及产后康复 /155
胡孟彩（郑州大学第三附属医院）

有趣的现象——多胞胎 /164
孙丽君（郑州大学第三附属医院）

二孩带来的喜与忧 /170
张庆（郑州大学第二附属医院）

二胎时代，一定要做个好爸爸 /176
孙自学（河南中医药大学第二附属医院）

儿 科

孩子为何反复咳嗽,家长要重视 /189
侯江红(河南中医药大学第二附属医院)

手足口病高发期,宝贝要当心 /195
王芳(郑州市儿童医院)

呵护眼睛,从小做起 /203
王素萍(郑州市第二人民医院)

关注小儿发热 /210
王晓燕(郑州市中医院)

陪伴孩子健康快乐地成长 /217
朱晓华(郑州市儿童医院)

五官科

关注白内障,还他们多彩的世界 /225
陈鹏(郑州市第二人民医院)

青光眼的高危人群 /230
董仰曾(河南省眼科研究所)

牙齿美容的秘密 /236
张彦喜(河南省口腔医院)

容易忽视的中耳炎 /244
张治成(河南中医药大学第一附属医院)

骨 科

让膝关节"活到老用到老" /253
王鸿雁（河南省骨科医院）

僵硬的脊柱——强直性脊柱炎 /258
张依山（河南省骨科医院）

腰椎间盘突出症的治疗和锻炼 /263
朱卉敏（武警河南省总队医院）

爱惜骨骼，守护未来 /270
邹士平（郑州市骨科医院）

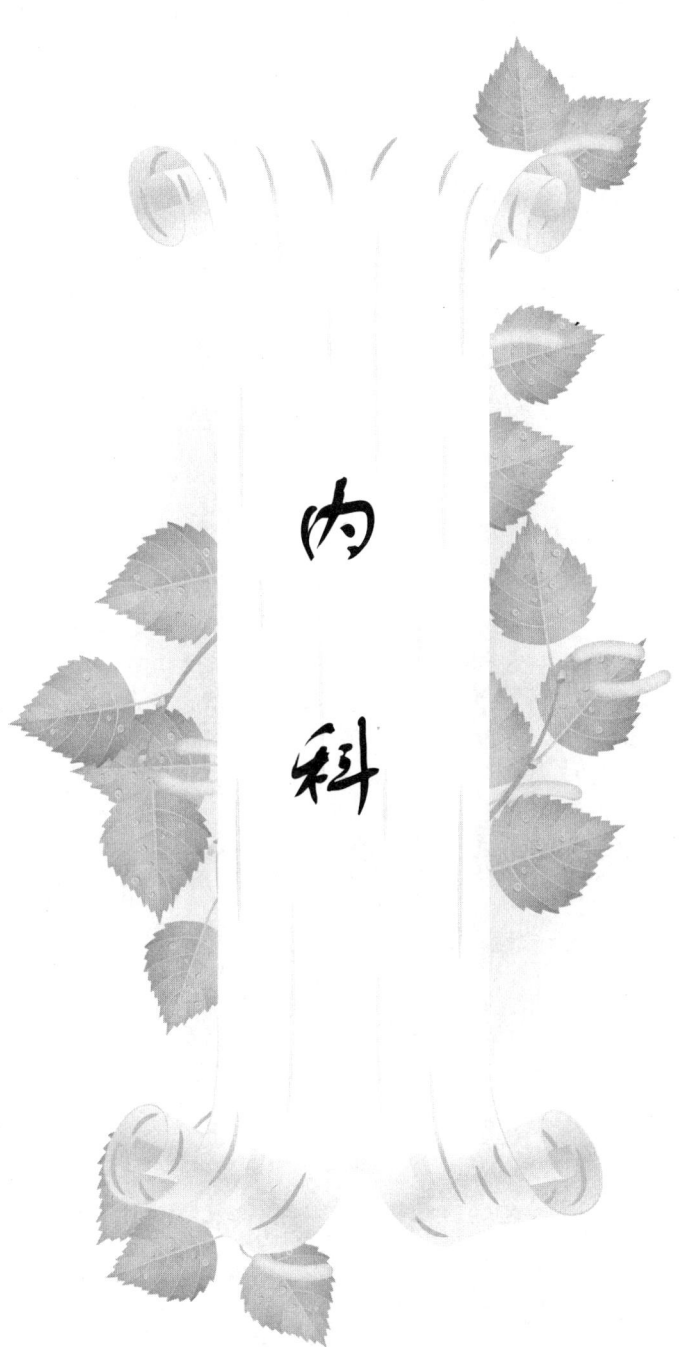

内科

隐秘的急性心肌梗死

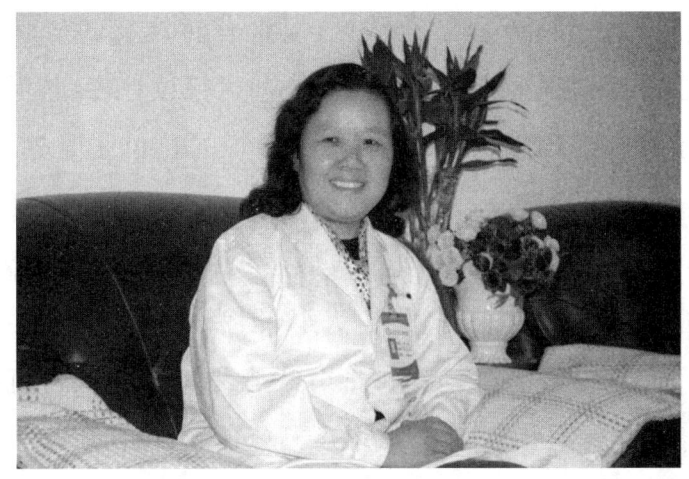

李凌,郑州大学第一附属医院心血管内科,二级教授,主任医师,心内科主任,心导管室主任,卫生部介入培训基地主任,内科医学部副主任,博士、硕士研究生导师。

河南农村广播《健康河南》节目特邀嘉宾。

◇ **什么是心肌梗死?**

心肌梗死简称心梗,是冠心病的一种表现。冠心病是一个大的范畴,包括无症状心肌缺血、心绞痛、心肌梗死、猝死,以及心梗以后的心力衰竭(缺血性心肌病)。近年来,随着人民生活水平的提高,冠心病的发病率升高,心梗的死亡率也越来越高,心脏病引起的死亡在2016年占到了全部死亡原因的40%以上,以后还会持续上升。急性心肌梗死如果救治不及时就可能会死亡,因为心脏就是我们体内的发动机,它出了问题会直接影响我们的生命。

◇ 心肌梗死只是老年人群的专利吗?

心肌梗死在临床上非常常见,但是有时候它的症状并不典型。典型的心肌梗死会出现严重的心前区持续性疼痛,但是有一些人可能不存在疼痛,比如我们下面要说的这位张先生,只是出现了出汗、头晕、心慌等不适,结果就发生了急性心肌梗死。那么,什么样的人群更容易出现不典型症状而导致心梗误诊呢?常见的人群包括糖尿病人群、老年人群,因为这些人群往往对疼痛的反应不是十分敏感。还有一部分最容易忽视的人群就是年轻人,他们往往认为自己年轻,这个疼不算什么,会误以为是肌肉拉伤,或者是晚上没有休息好等,所以很容易忽视心脏发出的求救信号。随着生活节奏的加快、工作压力的增大,吸烟酗酒、缺乏运动等不良生活方式使心梗的发病年龄提前,心梗不再是老年人的专利。如果因为忽视未能及时就诊,往往会导致严重的后果。

◇ 急性心梗会导致死亡吗?

急性心梗如果救治及时就不会死亡。但是,如果救治不及时或者病变特别严重,比如梗死范围特别大,我们叫作广泛前壁心梗,或者合并有心源性休克,这样的病人就很容易死亡。

病例分析

41岁的张先生是一家餐厅的经理。这天中午因为订餐的人很多,送餐人手又不够,所以张先生匆忙吃了一碗面条之后也开始帮忙给附近的客人送餐。忙了一个中午,刚刚坐下想休息一下时,他突然感觉恶心想吐,急忙跑到卫生间呕吐之后稍微感觉舒服了一些,张先生以为是中午饭吃得太急,想着休息一下就会好,但到了下午症状变得更加严重,几乎每10 min他就要到卫生间吐一次。开始有些担心的张先生主动来到医院进行检查,医生经过一番问诊后却开出了一张心电图检查单。张先生很奇怪:恶心呕吐多半是胃肠道的疾病,怎么会是心脏病呢?于是他疑惑不解地做了心电图检查,结果显示是急性心梗。这一结果让张先生又惊讶又害怕。

◇只是出现了消化道症状,为什么要做心电图呢?

有一部分急性心梗病人,尤其是下壁、后壁心梗的病人很容易表现为胃肠道的症状,这些病人可能会到急诊科或者消化内科就诊。因为心肌梗死很容易合并胃肠道的表现,这些患者往往除了恶心、呕吐、上腹部不适以外,还伴随出汗、胸闷、心前区不舒服,虽然这些不舒服并不是典型的表现,但却是我们全身各个系统整体明显不适的表现。一旦出现上述症状,都应该考虑是不是存在心梗。所以对于这些病人,有经验的医生往往会要求做一份心电图,来排除急性心肌梗死所引起的消化道症状。一张简单的心电图20块钱就能够把这样的一个病鉴别出来,所以即使仅仅自觉是消化道不适,如果医生叫做心电图的话一定要及时做,以便早期诊断,早期治疗,避免猝死等恶性事件的发生。

所以说一旦发生了心肌梗死,就是在和时间赛跑,一般主张在 90 min 内或者 120 min 内到达能够及时救治的医院,一味地拖延时间很可能会错过最佳的治疗时间。实际上,应该是在发现冠心病的时候,或者是有心绞痛的时候就及时就诊,医生通过一些检查就能诊断并能及时治疗。如果不重视,非要等到得了心梗再来医院就诊,就很危险了。

病例分析

今年已经 68 岁的王叔叔,身体一向硬朗,可就在某天早晨锻炼时,王叔叔突然感觉到一阵剧烈的头痛,全身无力,这可把王叔叔吓坏了。他马上去医院看了医生,医生考虑王叔叔因为头痛来就诊,所以先让王叔叔做了一个头部 CT 检查,可 CT 结果显示王叔叔头部一切正常。那到底是什么原因导致王叔叔头痛的呢?医生经过询问得知王叔叔有糖尿病,于是对王叔叔进行了心脏听诊、量血压等检查,结果让医生有了发现。医生听诊的时候发现心脏有期前收缩,血压也偏低,建议王叔叔做心电图检查。心电图结果竟然显示是急性心肌梗死。医生说这是非常少见的以头痛为首发症状的心梗患者,幸运的是王叔叔及时来到了医院,通过医生反复确认、仔细检查,最终避免了心梗导致的悲剧的发生。

◇什么是心绞痛?如何判断是否出现了心绞痛?

典型心绞痛一般发生在心前区,呈闷胀感、压榨感,持续时间不是很长,往往 3~5 min,休息或者含化硝酸甘油、速效救心丸就能缓解。但是不典型的心绞痛可能表现为牙痛、上颌痛、耳朵痛,甚至有些不典型的患者还表现为其他和心脏似乎无关的症状,比如头痛、脖子紧缩感、上臂痛,尤其是左上臂痛,包括到小指还有无名指的疼痛,有的病人表现为后背部疼痛,还有一些病人表现为消化道症状,比如恶心、呕吐,就像我们上面提到的张先生一样。典型的心绞痛大家一般都会重视,能够及时去心脏内科就诊,但是对于那些不典型的心绞痛,往往会忽略,或者认为是其他器官的毛病,而延误了诊断和治疗。

像王叔叔这种情况不是太典型,但是对于所有病人都要进行血压测量,因为有的病人血压低会头痛,血压高也会头痛,血压是很重要的。另外听诊也是很重要的,比如说突然出现期前收缩、心跳不整齐、脉搏不整齐,或者自己觉得心脏有间歇等。这些情况都是心脏发出的求救信号。需要到医院首先做一个心电图,如果心电图出现了我们所说的ST段的改变,就需要抽血检查心肌酶和肌钙蛋白等指标。如果这些指标升高或者阳性,心电图有变化,并且病人有症状,就可以诊断为心梗。但是究竟是哪一支血管堵塞引起的心梗,还需要做冠状动脉造影才能够确定诊断。

病例分析

今年51岁的陈阿姨,患糖尿病10余年了,平时对血糖并没有特别在意。近段时间,总是没食欲,吃什么都不香,而且每顿饭都是吃上两口就饱了,但没过几天,陈阿姨出现了便秘和腹胀的情况,她以为是胃口不好蔬菜吃得太少引起的,想着多走动走动,揉揉肚子就能缓解。有一天正在做家务的陈阿姨突然感觉头晕得厉害,紧接着呼吸也变得困难了,情况十分危急。家人见状,赶紧将她送往医院,在经过一系列检查后陈阿姨却被诊断为急性心梗。那么之前没有任何心血管疾病征兆的陈阿姨为什么会突发心梗呢？

◇之前好好的，怎么就会突然心梗了呢？

实际上每个人发生心梗前都应该有一些症状，但是往往被忽略了，比如说以为是劳累了，或者感冒了，或者食欲不好了，没有把它当成一回事。实际上我们身体如果是好的情况下哪里都是舒服的，一旦有不舒服就应该想到是疾病出现了，身体向我们发出了一个求救的信号，所以一旦有任何不舒服都应该看医生的。其实冠心病就是冠状动脉里面的粥样硬化斑块阻塞了血管，或者是斑块破裂之后导致血栓形成，阻塞了血管。要想不发生冠心病，第一应保持斑块不破裂，第二就是使血管内永远不长斑块。事实上冠状动脉内的斑块是与生俱来逐渐增长的，也就是说，人出生之后它就逐渐在长，这个长大的过程实际上是一个累计的过程。另外，遗传因素、肥胖、抽烟、大量饮酒、久坐不动、高血压、糖尿病、男性及绝经后的女性，都是冠心病的高危人群。对于这部分人群，同时又合并有相应的症状，想要确诊是不是冠心病，就要做一些相应的检查，比如心电图、24小时心电图，心电图的运动试验，甚至冠状动脉的多排CT，都对冠心病的诊断有一定的指导意义，但是确诊检查就是冠状动脉造影。

◇为什么糖尿病病人容易心梗？

糖尿病和高血压应该说是冠心病的"难兄难弟"，高血压和糖尿病这两个因素很容易导致冠心病，而冠心病又是最容易引起心脏病人死亡的疾病。糖尿病病人多数的死因是冠心病及终末期肾衰,而高血压病人的死亡原因最常见的也是冠心病和脑卒中。

◇确诊得了心梗后怎么办?

急性心梗实际上就是冠状动脉粥样硬化斑块破裂,破裂以后血液里面的有形成分会释放和聚集,首先是血小板聚集,然后红细胞聚集,目的是让破裂的斑块不再继续破裂出血。但是这个反应如果过度的话就会堵塞冠状动脉,我们该采取什么样的治疗手段呢?

肯定是把阻塞的冠状动脉疏通,疏通的方法一种是药物疏通,我们叫作静脉溶栓药物;还有一种方法就是做介入治疗。介入治疗有什么好处呢?第一是快;第二由于不是全身使用静脉的溶栓药物,所以出血的并发症发生率也低,能够及时、有效地挽救病人的生命。介入治疗是全世界公认的挽救急性心肌梗死病人的治疗手段,但是这种技术不是每家医院都有,所以对于自己所在的地区哪些医院能做这种手术要有所了解。

病例分析

65岁的王师傅一年前得了心肌梗死,亏得发现及时,到医院进行了心脏介入治疗,在其中的一支血管内植入了一枚支架。此后由于再也没有出现过胸痛难受的症状,久而久之自己也大意了,不仅把所有的药物都给停了,而且开始抽烟喝酒了。谁知一年后又出现了胸闷、心前区疼痛,不得不去医院复查,结果发现又出现了新的血管狭窄堵塞。王师傅迷茫了:不是已经放过支架了吗?怎么心脏又出现问题了?

◇ 支架和搭桥哪个更好？

冠状动脉支架植入术相对来讲简单一些，另外住院的时间也比较短，假如住院以后马上放支架，可能第二天、第三天就可以出院了。但如果是搭桥手术，则很多病人需要全麻，心脏停搏做搭桥手术，虽然现在也有一些手段，比如说心脏不停跳，小切口，麻醉时间短一些，但是毕竟还是比做支架的创伤要大一些，住院周期也长一些。具体做支架还是做搭桥哪种好，要根据冠状动脉造影的结果才能确定。

◇ 为什么放过支架后血管还会狭窄？

这种情况首先要检讨一下自己是不是按时服药了？是否戒烟戒酒了？是不是减肥了？糖尿病治疗得好不好？血压控制得好不好？这些影响冠状动脉粥样硬化的因素能否很好地控制非常重要。此外，冠状动脉支架植入术只是在最严重的病变部位植入支架，其他血管的其他部位没有植入支架，这些地方的动脉粥样硬化斑块仍然可能继续长大，甚至破裂，所以放了支架不等于万事大吉，而是要自己养护自己的血管，就像养护自己的爱车一样，要进行常年的保养和维护。

◇ 如何预防冠心病？

随着经济的发展，人们的生活方式发生了变化，体力活动减少，生活节奏加快。但是为了健康，久坐的人需要找时间站起来走动走动，或者是做一做工间操，开车的人能够走路上班。我们希望每个人每周能够至少锻炼5次，每次至少30 min。另外不要抽烟,要坚决地戒掉,可以少量饮酒,比如红酒。饮食不主张吃过度油腻的,也不主张吃太咸的,保持营养均衡。在精神方面,过度激动、急躁者,或者我们说是 A 型性格的人,生活不规律的人也都容易得心脏病,所以也都应该尽量避免。

胃溃疡让您防不胜防

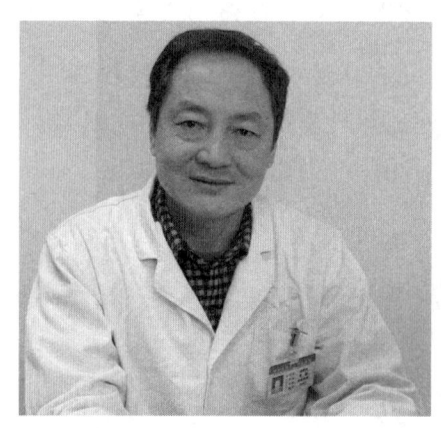

冯常炜,男,1983年本科毕业于河南医学院医疗系,留校从事临床工作。现供职于郑州大学第二附属医院消化内科,主任医师,教授,医学博士,博士生、硕士生导师。任内科主任,内科教研室主任,生物治疗中心主任,河南省食管癌重点开放实验室副主任,社会兼职为中国抗癌协会河南内镜学委员会主任委员,中华医学会河南内科学会副主任委员,消化内科及消化内镜学会委员。

长期工作在临床、教学、科研第一线,擅长消化道肿瘤内镜下的诊断和治疗。曾数十年如一日在食管癌高发区林州、辉县、安阳等地进行食管癌的普查工作,对消化道肿瘤的早期诊断和镜下治疗有丰富的实践经验。长期从事消化道肿瘤的研究,在国内外学术刊物上发表学术论文70余篇,作为项目主要完成者的"食管癌变机制研究"曾获河南省科技进步一等奖。

河南农村广播《健康河南》节目特邀嘉宾。

◇ 胃溃疡有哪些症状？如何检查确诊？

胃溃疡的主要症状是上腹部疼痛、反酸、烧心、腹胀。但这些症状都不典型，和一般的胃炎症状很相似，胃溃疡的诊断不是根据症状来确定的，而是通过检查来确诊的。以前检查溃疡的方法有两种：上消化道造影和胃镜检查。上消化道造影诊断溃疡是发现"龛影"；胃镜检查则可以直接看到溃疡和胃黏膜的情况，比造影更准确，更直观，很小的溃疡都可以一目了然。所以，目前临床上胃镜检查是诊断胃溃疡的"金标准"。

◇ 消化性溃疡和胃溃疡是一回事吗？

消化性溃疡主要是指发生在胃和十二指肠的溃疡，十二指肠紧连着胃，所以平时老百姓都管它叫胃溃疡。

◇ 有哪些原因引起消化性溃疡？

引起消化性溃疡的原因比较多，主要是一些导致胃黏膜抵抗作用下降的因素及增加胃酸分泌的因素。就是说，胃黏膜的损伤因素增加了，它的防御因素削弱了，就产生了溃疡。

◇ 药物也会引起胃溃疡吗？

服用阿司匹林是很常见的，但类似这样的药引起溃疡的概率也是非常大的。对于老年人来说，吃这些止痛药引起溃疡的风险更大，因为老年人感觉相对比较迟钝，对疼痛的感觉也迟钝，我们在临床上常常见到由此引发大出血，甚至是致命性出血的案例。

这些老年人平时也没有出现症状,但是一做胃镜,满胃都是溃疡,有的溃疡甚至像喷泉一样正在出血,严重影响生命。因此需要事先进行预防。

病例分析

男性,95岁,突发呕血2小时住院。入院前没发现明确诱因,患者出现恶心呕吐,呕吐物为咖啡色,量约100毫升,没有明显凝血块、食物残渣,伴有头晕、乏力、腹部不适,面色苍白,神志清楚。患者有30年的冠心病病史,长期口服阿司匹林。入院之后,给予急查血常规,急诊输血、补液、抑酸治疗。患者身体稳定之后进行胃镜检查,发现十二指肠溃疡,伴有新鲜血迹,出血暂时稳定之后继续加强抑酸,给予一些保护黏膜的治疗。4天后,病人情况稳定,改口服药物,很快就好转出院了。长期服用一些药物,特别容易诱发消化性溃疡,但是很多老年人,真的是离不开像阿司匹林这类的药物,那么,这些人该怎么办呢?

冯常炜:像心血管类疾病及老年性的腰腿疼,基本上要靠长期吃药。我们前面已经讲了,这种药物本身对胃黏膜有比较明显的损害,那么要请消化科大夫和心血管大夫在一起共同进行评估,这个病人应该怎么样预防由心血管药物造成的消化道出血,毕竟这个出血是会致命的。

◇什么是幽门螺旋杆菌?这个也是引起溃疡的病因吗?

我们的胃内有浓度很高的胃酸,胃酸可以杀灭大多数细菌,只有幽门螺旋杆菌可以在胃内存留,它经过了很多年进化,才与人体这个环境相适应。幽门螺旋杆菌附着在胃黏膜上皮的表面,而且它在胃黏膜上皮有受体,可以像轮船抛锚一样,固定在胃黏膜表面,不会随着食物往下排空而被清除掉。而且它可以分泌很多毒素,比如尿素酶和一些对人体有毒的蛋白。

这个细菌在世界范围内有 50% 的人口感染过,在我们国家可能概率更高。我们做过普查,在河南省的成人中,它的感染率在 70% 以上。

这个细菌是唯一可以寄生在人的胃黏膜上皮表面的细菌,它的主要发病机制是引起胃黏膜上皮表面的炎症,削弱胃黏膜的防御功能,所以就可以引起慢性胃炎,引起胃黏膜的糜烂,严重的可能引起溃疡。胃溃疡患者,80% 以上合并幽门螺旋杆菌感染;十二指肠溃疡更高,可达 90%~95%。如果不清除幽门螺杆菌,单纯治疗溃疡的话,在现在的药物条件下溃疡的愈合率也可达 90% 以上;但如果体内依然存在幽门螺旋杆菌,溃疡的复发率也非常高,有 50%~80%。

◇日常生活中有哪些需要注意的问题?

特别要提醒我们的白领阶层,现在的生活压力很大,竞争比较激烈,生活节奏也快,生活不规律,对胃的影响是比较明显的。消化性溃疡其实是心身疾病,和情绪、精神压力、负性心理事件有关。在紧张、精神压力大的状况下,胃黏膜的血管收缩,胃黏膜抵抗力是下降的,这时胃酸就容易腐蚀胃黏膜造成消化性溃疡。我们有一个病人是一个大企业的老总,他长期带病坚持工作,因为应酬多,喝酒也多,生活不规律,经常熬夜,出现上腹疼痛、腹胀这些症状,往往认为是自己生活不规律,或者胃消化不良造成的,结果等到大出血了才来就诊。我们急诊做胃镜,就看见他的溃疡腐蚀了一个小动脉血管,那个血柱像喷泉一样,好在我们在胃镜下立即处理了,用特别的血管夹把他出血的血管结扎了,把溃疡面做了封闭,挽救了患者的生命。他要是再晚来一点,后果将非常严重。我们现在这个社会竞争非常激烈,每个人的生活压力都很大,而且好多人出现了这种症状后往往不在意,那么就会积小成大,小的疾病长期拖延下来,就变成大的疾病。消化性溃疡最重要的一个并发症就是出血,严重的还会穿孔。我上午看门诊的时候看了一个病人,这个病人就是溃疡穿孔,他也是长期认为自己就是胃疼,往往买一点什么胃舒平、香砂养胃丸随便吃一吃。

◇ 胃溃疡的复查周期是多长?

一般情况下,对于溃疡的治疗,8周为1个疗程,1个疗程以后,可以复查一下。如果溃疡完全长好了,我们一年以后再做一次复查。如果不复发,这个溃疡就算治愈了。

◇ 胃溃疡会自愈吗?

消化性溃疡有一定的自愈率,但这种自愈也是有条件的。要去除它的诱发因素,比如说由于某段时间非常紧张,非常劳累,诱发了消化性溃疡,那么有些人通过休息,通过调整饮食,也是可以使消化性溃疡自己痊愈的。但大多数的消化性溃疡都需要经过治疗才能够痊愈,自愈的这种消化性溃疡,它的复发率也是很高的。

◇ 如何预防胃溃疡?

大多数人都有过患胃病的经历,所以溃疡是个常见病、多发病,但它也是可以预防的。要预防溃疡,首先要消除诱因,远离引起溃疡的原因。比如生活要规律,不要暴饮暴食,也不要饥一顿饱一顿,或者长期不进食,否则对胃黏膜的损伤就明显了。还有一些不健康的饮食习惯,比如大量饮酒,喝浓茶、咖啡,吃过热的食物(如火锅)以及抽烟等,都可能引起胃酸分泌增加,进而诱发溃疡。

不良的生活习惯应该改掉。吃饭比较快和吃热食不仅损害胃黏膜,而且也是食管癌高发的一个原因,所以应该尽可能细嚼慢咽,规律生活,不要吃太饱,也不要长期让胃空着,还要注意应该保持身心放松。我们前面讲了溃疡是常见疾病,与心理因素有关,那么长期处于负面的心理状况,像抑郁、焦虑或者精神压力太大这些情况,都会引起胃黏膜的抵抗力下降,这些都是诱发溃疡的原因,所以,遇见这种情况,要注意自己调节,要适当放松。还有一点很重要,就是要注意体育锻炼,增强体质。俗话说得好:"正气内存,邪不可干"。就是有幽门螺旋杆菌,如果我们抵抗力足够强的话,它也掀不起风浪,所以不用害怕。要切记:有症状尽快去就医,不要拖延,不要把小病积成大病,导致终身遗憾。

病例分析

前不久浙江省义乌市一家医院内科消化门诊来了一位大妈,吃火锅烫着了。这位大妈今年60岁,一家人到火锅店聚餐,她从热腾腾的锅里夹出一块刚煮熟的豆腐,直接吞了下去。当时没感到不适,2天后,她感到上腹疼痛,吃东西后疼痛加重。在家人的陪同下,来到消化内科,消化内科的医生听了她的讲述,建议做一个无痛胃镜检查,结果发现她的食管中下段全是溃疡,表面覆满了脓苔,胃糜烂,十二指肠球部、降部全是小溃疡。大妈的儿子说自己的妈妈胃挺好,没想到一块小豆腐也能把她的食管和胃烫成这样,可能是火锅太烫,吃到后面,舌头都麻木了,也就感觉不到烫了。口腔、食管、胃黏膜只能耐受 50～60 ℃,而火锅浓汤的温度可达到 120 ℃,食物烫熟即吃,很容易烫伤口腔、食管和胃黏膜。加上麻辣等刺激,容易诱发各种消化器官炎症和溃疡。

这是一个特殊的病例。吃火锅吃出溃疡的毕竟很少见。消化科的许多疾病都是病从口入的。特别是胃病和饮食习惯、饮食种类等密切相关,讲的这个热豆腐造成的食管、胃、十二指肠多发溃疡,实在不多见。热的食物对胃黏膜是一种直接的伤害,再加上胃内有胃酸和胃蛋白酶,本身就有消化作用,我们吃下去的许多食物都是靠胃酸和胃蛋白酶的消化作用来把它们消化掉的,而我们自己的胃黏膜、食管黏膜也都是蛋白质,也会被消化。

这种由外因引起的溃疡是突然发病的,但我们常讲的消化性溃疡指的不是这一种,我们指的消化性溃疡是与胃酸和胃蛋白酶消化作用相关的溃疡,是一种慢性病。

医生答疑

问:会不会有人既有胃溃疡又有十二指肠溃疡?

冯常炜:会的,这叫复合性溃疡。两个以上的溃疡叫作多发溃疡,胃和十二指肠都有的叫作复合性溃疡。这些溃疡疼痛的特点就发生变化了,不像我们描述的那么典型,疼痛会持续,而且不缓解,引起并发症的可能性更大。比如说长期的这种溃疡慢慢瘢痕化,严重者就会引起幽门的梗阻。幽门是胃到十二指肠的通道,幽门梗阻以后,就会造成食物下不去,病人吃的东西都在胃里存着,需要呕吐出来,严重的还需要做手术。还有一点很重要的,就是胃溃疡有一定的癌变率。

问:胃溃疡会发生癌变吗?

冯常炜:会。胃溃疡,长期的溃疡,在慢性炎症反复刺激下,癌变率还是不低的,5%～15%会发生癌变,所以患胃溃疡的病人一定要定期去复查,要注意是不是有恶性化的发展倾向。

高血压您不知道的事

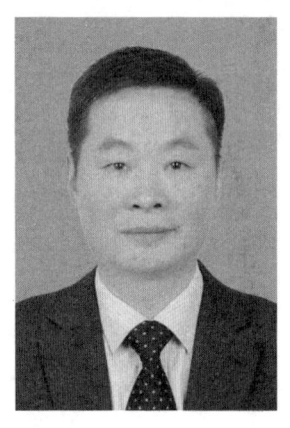

赵明中，医学博士，心血管专业博士后，心内科主任医师、教授，现任郑州市第九人民医院心脏中心主任、心血管介入中心主任，心血管内科首席专家，兼任中华中医药学会介入心脏病学分会常委、河南省老年学和老年医学学会心血管预防与康复专业委员会主任委员。曾在首都医科大学宣武医院心内科博士后工作站，北京大学人民医院、心内科博士后工作站工作，师从我国著名心血管病专家胡大一教授。进行急性冠状动脉综合征的介入治疗与临床研究，先后在北京大学人民医院、上海市同济医院心血管内科担任学科带头人等重要职务。从事心血管疾病的临床、科研教学工作20多年，善于跟踪国际研究前沿，应用先进的医疗技术服务于患者，在国内同行业中处于领先水平。

河南农村广播《健康河南》节目特邀嘉宾。

◇ 高血压有什么症状？

高血压是一种常见的慢性疾病，就是血压超过一定的指标，比如说收缩压超过18.6 kPa(140 mmHg)，舒张压超过12.0 kPa

（90 mmHg），那么，我们就认为它是高血压。血压增高，并不一定引起临床症状，但并不是说有高血压就没事，"我不就是高压有点高嘛，这不是病。"或许大家还不知道，高血压若未得到很好的控制，容易造成中风、心肌梗死、肾衰竭，所以要对血压及时检测，预防高血压。

◇高血压为什么会引起中风、心肌梗死和肾衰竭？

高血压是一种血管性疾病，如果血压控制不好，时间一长，它就会引起动脉血管粥样硬化，首先引起的就是靶器官。我们所说的靶器官，按重要程度来看第一个是脑，第二个是心，第三个是肾，还有就是外周血管本身，只要是有血管的地方，都容易引起动脉硬化，引起斑块形成，导致血管狭窄，轻者引起这些主要器官供血不足，重者诱发脑卒中，包括脑梗死或脑出血，还会增加心梗风险，出现心力衰竭或肾功能不全等。根据2014年中国心血管病报告，在我们国家心血管病患者大约有2.9亿，其中高血压占2.7亿，在这里面，脑卒中有700万左右，所以说心脑血管病的发病率是相当高的。

◇什么样的人要实时监测是否有高血压？

现在很多疾病有年轻化的趋势。当然，一般年轻人所在的单位都会定期组织体检，可以明确到底是不是高血压。如果是明确患有高血压的这类朋友呢，就应该坚持经常在医院检测，在家里面也要检测，坚持测血压，比如说每天上午、下午各测一次，如果病情平稳，可以一个礼拜测一次、两次。根据不同的情况，要坚持监测血压变化情况。

◇ 年轻人平时多久测一次血压？

如果父母有高血压，那么其子女患高血压的概率比其他人群要高，这个是事实。当然，不是说父母有高血压，其子女一定有高血压，这个需要通过科学检测。如果血压在正常范围则没关系，如果是血压高这种情况，那么就需要医生判断：第一，判断是属于哪一期，第二，是否需要药物治疗。但是这个过程中，还要多监测。如果血压稳定了，可以2个礼拜测1次，或者是2～3次。如果血压不稳定，那可能3～5天就要监测1次血压。

◇ 高血压的自测方法有哪些？

前面我们讲了，有一些高血压是没有症状的，所以不能够通过症状来判断有没有高血压。必须要通过量血压。第一次明确是不是高血压，一定要在医生的指导下才能有定论。

◇ 家用血压计准不准？

一般来说，医院用的血压计要定期校准。家里面一般用那种手腕电子血压计，因为比较方便，绝大多数情况应该还是可行的，可以作为参考。

◇ 血压正常的标准是多少？

按照现在的标准来看的话，就是收缩压在18.6 kPa(140 mmHg)或以上，就是大于或等于18.6 kPa(140 mmHg)；舒张压就是我们说的低压，大于或等于12.0 kPa(90 mmHg)，就可以界定属于高血压人群。

◇ 如何有效控制血压？

控制高血压应该有一个比较综合的方法。一方面就是有良好的生活方式，比如说饮食控制，戒烟限酒，同时还要运动控制体重等；另一个方面，就是高血压还是需要进行一定的药物治疗，有一些高血压一定要药物来帮助才能将血压控制在正常范围。

◇ 吃盐多容易患高血压吗？

很重要的一个问题，因为有一些人口味偏重，盐的用量偏大，其实很容易导致血压增高，所以这个要控制。世界卫生组织对盐量的控制有一个标准：每天不超过6克。

◇ 影响血压的其他因素有哪些？

影响高血压的因素是多方面的，高血压是遗传因素和环境因素综合作用的结果，所以有些人尽管饮食方面比较健康，但是可能其他方面比如遗传因素等问题都可能会导致血压发生异常变化。

◇ 抽烟会导致高血压吗？

抽烟对血管有损害，香烟中的尼古丁首先会产生一个非常严重的后果，可以让血管平滑肌一直处在一个收缩的状态，时间久了，血管就可能会变得硬邦邦的，就丧失了这种收缩和舒张的功能，血压当然就会上升了，这是其中的一个方面。另一方面，香烟中的尼古丁,还可以直接对血管的内皮细胞产生损伤,当血管内皮受损之后,我们的身体就要开始修复它,血管当中的一些炎症因子啊,血小板啊,就会吸附到这里,吸附之后,血液当中的血细胞,还有其他的杂质,修复斑块时,就更容易沉积下来,如此就会形成一个恶性循环,沉积的物质越来越多、越来越大,那么血管的管腔也会变得越来越窄,最后,就会形成动脉粥样硬化与血管狭窄。有大量的数据显示,有高血压的人,如果同时再有吸烟的历史,那么他很容易产生动脉粥样硬化。所以,为了大家的健康,为了我们自己和他人的健康,一定要戒烟。

◇ 如何通过饮食和运动控制血压?

这个问题很重要,有高血压的朋友,在饮食方面要特别注意。首先,咸的食物一定要控制,咸的食品、甜的食品、油腻的食品要尽量少吃。饮食要清淡一点,多吃一些纤维素类的食品,比如芹菜等富含纤维素的食物有利于减少发生高血压的可能性,所以饮食方面要关注。其次,运动,一定要运动,高血压的人一定要运动,因为通过运动,可以减轻体重。有些高血压患者通过运动,可以不用吃药,把血压降下来。运动是一种很好的治疗。我们强调的运动是有氧运动,不管是跑步也好,游泳也好,这些都行,或者是做一些打乒乓球类的运动。

◇ 高血压需要用药吗?

这个问题也非常关键,非常重要。一般来说,我们初次诊断为高血压,不是说马上就服药,首先还是建议患者培养良好的生活习惯,比如说饮食的控制,控制体重,戒烟,不要太紧张等,通过改变生活方式,调节、观察3~6个月,有的人血压可能就下来了,暂时不需要用药。如果在这种良好的生活方式干预基础上,血压依然很高,这个时候就要毫不犹豫进行综合评估、危险分层,并予以相关药物的治疗。

病例分析

患者:是刚一量出来血压高就吃药呢,还是居高不下了再吃?还是等到有症状、不舒服了再吃呢?

患者:既然高血压这么危险,那么只要高了就吃,哪怕是高一次也吃。

患者:我是体检的时候发现有高血压的,之后就一直在监测,没有直接用药。监测了一段时间,有1~2周,发现这个血压不是一个突然性的升高,而是有一个持续性,后来又在医生的指导下开始用药了。

赵明中:我们确诊高血压要有一个科学的评估,首先对高血压进行分级,是一级还是二级、三级,有没有其他的危险因素,有没有靶器官的损害。一般来说,发现高血压之后,我们要给它一个生活方式改变的机会,有一些改变,改变过后,血压就可能会下来,不一定要吃药。但是,如果在这种生活方式干预后血压还是升高,就要根据不同的危险分层,给予不同的药物治疗。

◇ 服药的注意事项是什么?

这个也是大家很关注的。高血压一般常规的用药就是这几种:一种是钙离子拮抗剂,一种是利尿剂和β受体阻滞剂,还有血管紧张素转换酶抑制剂、血管紧张素受体拮抗剂。这些都是比较常用的降压药物。关于药物的应用,我们知道,是药三分毒。任何药物都有一定的副作用,但是比起降压的获益,副作用就小多了。有可能所用的药有治疗作用,同时也有副作用,那怎么样来权衡呢?对于一个需要药物治疗的高血压患者来讲,我认为治疗的效果远远大于它的副作用。当然,有一些药物肯定是有副作用的,吃过之后胃肠不舒服,有的吃了后可能踝部水肿,有的吃了可能有头晕、咳嗽或者其他的一些现象,但是这些都可以通过调整剂量,或者跟其他药物进行组合,来避免或减轻,而降压的获益是非常大的,治比不治好。

医生答疑

问:我有一个朋友,她多年前做过妇科手术,做手术之后,就肾积水了,当时好像是膀胱有一点受损,肾积水,有一个肾基本上就不工作了。后来她就经常有一点血压高,她也懒得去看,常常头晕、头蒙。我就想问这种问题怎么办呢?应该注意什么?

赵明中:若以前血压是正常的,那么现在的血压增高可能跟肾脏疾患是有关系的,这种我们叫作继发性的高血压,就是有原因的。她现在治疗的关键,可能还是要先看泌尿外科,把肾积水、肾脏的问题解决好以后,可能血压就会自然而然恢复到原来的状态。如果现在血压很高了,那么可以适当用一些药物来控制、来缓解,但是根本的原因还是要先把肾脏病治好。

夏季也要警惕心血管疾病

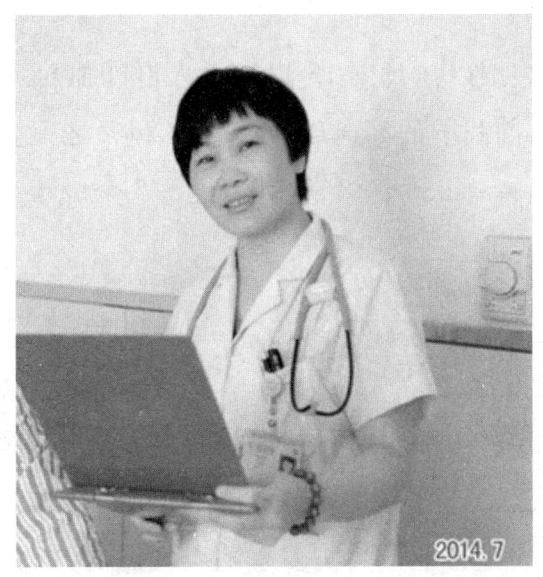

孙俊华，医学硕士，郑州市第七人民医院心血管内科主任医师，心内科副主任。

现任河南省心电生理及起搏专业委员会委员。河南省卒中学会心血管专业委员会常务委员。郑州市医师协会心内科专业委员会委员。郑州市医学会心电生理与起搏专业委员会委员。毕业后一直从事心内科临床工作，1995年在北京军区解放军304医院及北京阜外医院进修临床心血管专业。2010年再次在北京国家心脏中心北京阜外医院学习复杂心律失常介入治疗。从事心血管疾病诊疗20余年。擅长心血管内科常见病、多发病及疑难杂症的诊断及治疗,对冠状动脉造影及冠脉支架植入术、复杂心律失常射频消融术、人工心脏起搏器植入术、先心病的封堵治疗有丰富的临床经验。专业方向为复杂心律失常如房速、房扑、房颤、室早、室速的射频消融治疗。在国家级、省级及核心学术刊物发表论文30余篇,出版专著2部,获市科技进步二等奖2项。

河南农村广播《健康河南》节目特邀嘉宾。

数据显示,按以往我国15岁以上人群高血压患病率年增长3%来推算,目前我国的高血压患病率在24%之上。估计现在全国的高血压患者有2.6亿多,也就是说每5个成年人当中至少有1个人就患有高血压。

◇夏季容易犯高血压吗?

大家都知道,每年的冬春季都是心血管疾病的高发季节,使得大家对该疾病的认识有这样一个误区,认为夏季的时候症状相对稳定,就不放在心上。其实夏季随着气温的升高,人的血管是扩张的,就是回心血量相对减少,血管扩张,血流加速。在高温状况下,交感神经兴奋性比较强,心率快,心肌供氧减少。另外,夏季出汗多,血液浓缩,血液黏稠度高。这些都会诱导心脏病突发。

◇夏季更容易发生突发性心脏问题吗?

对,不论门诊坐诊,还是在病房管理病人,到了夏季,随着气温的不断升高,会发现中风、冠心病患者的住院率还是挺高的。

病例分析

吴老太太已经做了支架手术,她想着心脏问题应该不是很大了。有一次天气比较热的时候,她出去买菜,由于不知道避暑,导致她的心脏问题再一次出现了。

孙俊华:这种情况很常见。2013年,我的一个病人,因突发急性心肌梗死住院的。我们开通血管后,在前降支给他做了一个支架,他吃药也很规律,这两三年我经常随访,他特别注意锻炼,特别按时吃药,复查都挺准时的。但就有一个误区,觉得锻炼身体,越锻炼身体越好,所以三伏天也不停锻炼。在三伏天,他一天还要走几千米路。有一天下午他正在做俯卧撑,做了十来个俯卧撑,出现了突发胸闷、胸疼,"120"把他拉到当地医院,因为他之前在我们医院做过支架,当时心电图又ST段抬高,说又突发心梗了,就赶紧转到我们专科医院了,又到了我这里。所以遇到这种情况一定不能大意。

◇心血管疾病正在年轻化吗?

对,最近这几年由于人们生活的改善,相当一部分人,如老年人,女性绝经以后,男性就是五六十岁,胖人比较多,血脂、血糖、血压就高,都是生活条件太好了。冠心病有年轻化且发病率逐年增高的趋势。我们见过最年轻的,大概28岁就出现心梗的,30多岁也有,40多岁还是比较普遍的。

◇偏胖的人容易得心血管疾病吗?

对,特别是对一些体型比较胖的朋友来讲,到夏季,他们更容易出汗,出汗多了,血液的黏稠度就比较高了,浓缩了。如果在狭窄的基础上的话,就会堵塞血管,容易诱发。

◇避暑不当也容易诱发心血管疾病吗?

是,夏天,大家都需要采取一些方式避暑,防止中暑,但空调温度太低也能诱发心肌缺血,发生突发的血压增高。由于室内、室外温差比较大,喝过多的冰镇饮料,空调开得过于低,也都会引起全身血管收缩、冠脉血管痉挛,使原有的心脏病突然诱发心肌缺血。

◇心绞痛如何进行自我诊断?

心脏的胸闷,一般都是说,心肌缺血就是心绞痛发作。要是持续半小时以上不缓解,后背放射、肩膀放射,服一些硝酸甘油仍不缓解,就要高度怀疑心肌梗死,可以做一份心电图。发作时做心电图就可以明确诊断了。要是发病的话,就要就地卧下,打120,赶快送急诊室去。如果3～5分钟就缓解的,就是心绞痛,这个也要高度重视,随后到医院也做一些检查、评估。如果是暑天胸闷,会伴有大汗、燥热、烦闷。心绞痛发作时含服硝酸甘油或速效救心丸可能缓解。持续不缓解有可能发生心肌梗死了,需高度重视。

◇常见的治疗手段有哪些?

一般从两个方面来预防和治疗。首先要说一下健康宣教,良好的生活方式,适量的运动,情绪的稳定,不熬夜,这是一方面。另外,真正的冠心病、心绞痛,针对这些疾病要给予一些药物干预。有些高血压、糖尿病、冠心病都是终身性疾病,这些也要在医生的指导下服用药物。

◇如何预防心血管疾病?

健康的朋友或者是已经有冠心病的病人,都要保持健康的生活方式、合理的膳食、心情愉快和适量的运动。已经有冠心病的病人,首先是药物治疗,就叫二级预防了,把危险因素控制到最低,降血压、血糖、血脂,消除腹型肥胖,尤其是吸烟患者必须要戒烟。再提一句,香烟有3 000多种有害因子,如煤焦油、一氧化氮,可以损伤我们的血管内皮,这样的话,就会加重我们的心绞痛。

医生答疑

问:我在2012年查出有冠心病,在医院安了3个支架。2016年出现了脑血栓,住院一段时间以后,恢复得还不错。现在刚出院,在家休养。想问一下,我为什么有这个冠心病?现在导致小腿还有脚都出现浮肿这样一个情况,并且还有腹胀这样一个问题,这是不是冠心病导致的并发症?另外,在日常的生活中,对这些现象有没有护理的方法?

孙俊华:有的,一般浮肿我们是要查一下原因的。一般如果是心肌梗死之后,会出现心输出量减少,尽管你治疗了,时间长了,心肌有损害了,会出现心功能不全,就会出现体循环瘀血,也会出现浮肿。另外,如果是患高血压的病人,时间长了,特别是高血压有一些并发症,心、脑、肾出问题的话,也会出现浮肿。我们要查一下,是不是这个病人长期营养不良,低蛋白血症?我们应该找正规医院的大夫,经过一些询问,望、触、叩、听,一些化验,鉴别一下。如果这些方面都没有问题,也有一种可能性,就是有一些个别的药物,降压物像硝苯地平类,这种药物也可以引起踝部浮肿。这些要通过大夫鉴别之后给以相应处理。

问:我今年53岁了,是一名男性,体型稍微胖一点,有糖尿病,现在并发了冠心病,一根血管已经堵死了,医生说,目前不能做支架,也不能做搭桥了。想问一下该怎么办?

孙俊华:首先,不能搭桥的话,肯定是一根血管完全堵死了,其他的血管可能也是弥漫性病变或钙化比较重。但是,有一些可能是杂交手术,我最好能够看一看那个造影光盘。现在有些是小切口做一根血管,不知道是哪一根堵了,还可以看看光盘,有无侧支循环,逆向血流,看有没有治疗的余地,解决部分问题。有空的话,可以找我看看。如果是按给他看病的那个大夫的说法,不能搭桥,也不能支架的话,只有药物维持治疗。所以只有靠健康的饮食方式把血糖、血压、血脂这个腹型肥胖控制下去,血糖一定要达标,吃一些单硝酸酯类药物,建立丰富的毛细血管网,自身搭桥,这样的话可能会好一些。再严格要求一下,把心率、血压、心肌耗氧降到最低,吃一些药,在医生的指导下进行。

血小板的秘密

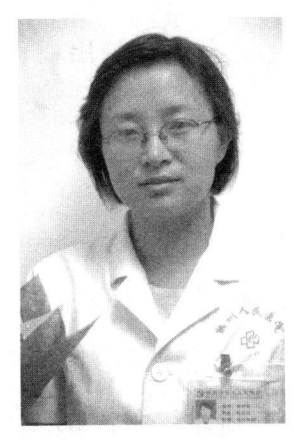

郭树霞,主任医师,新乡医学院兼职教授,郑州人民医院血液科主任,河南省医学会血液病分会常委,河南省医师协会血液病分会副理事长,河南省抗癌协会血液、淋巴瘤专业委员会委员,河南省实验血液学会委员,河南省老年血液学会常委,郑州市抗癌协会常务理事,郑州市肿瘤专业委员会常委。

河南农村广播《健康河南》节目特邀嘉宾。

病例分析

李女士说她在洗澡时无意中发现身上有一些瘀点和瘀斑,以为是不小心碰到了,可是这几天胳膊上、腿上出现了很多的小红点儿,就到社区医院化验了个血,没想到血小板是56 000($56×10^9$/L),医生说是"血小板减少性紫癜",需要做骨穿刺。

郭树霞:先说一下血小板的功能吧。血小板在体内起到一个止血的作用。如果血小板少了,止血功能差了,身上可能就会青一块紫一块,刷牙时牙龈出血,鼻出血,严重时会出现消化道大出血和脑出血等,危及生命的情况。

◇ 身上出现青紫是血小板的原因造成的吗？

大多数都是，但是也不全是，有一些育龄期的妇女，由于雌激素分泌的关系，也会出现一些单纯性的紫癜，会出现青一块紫一块的，这些都不要紧的。只要血小板正常，都没问题。害怕的是血小板减少引起的那种紫癜、瘀斑、鼻出血或者牙龈出血，特别是口腔有血疱，说明出血倾向比较重，易出现消化道出血和脑出血，这些就得引起特别重视了。

◇ 出现这种情况怎么办？

出现这种情况必须到医院检查，最简单的就是查一个血常规，如果血常规正常了，可能就是一个单纯性紫癜，这个是没问题的。如果是血小板减少的话，就要进一步查引起血小板减少的原因，是什么原因引起来的，是原发性的还是继发性的。

◇ 血小板的正常数量是多少？

血小板正常的数量，按咱们的化验单来说，应该是在$(100\sim300)\times10^9/L$，就是100乘以10的9次方每升到300乘以10的9次方每升，这是现在的单位。如果按原来的话，或者医生经常给你说，你的血小板是10万，或者是30万，这就是常规咱一般老百姓说的10万到30万之间，你的化验单上就是$100\times10^9/L$到$300\times10^9/L$之间。如果低于$100\times10^9/L$了，就叫作血小板减少性紫癜或者血小板减少症了。

◇血小板减少是否会引起其他疾病?

血小板减少性紫癜分原发性血小板减少性紫癜和继发性血小板减少性紫癜。什么叫原发性血小板减少性紫癜呢?就是找不着其他原因引起的血小板减少,这叫原发性血小板减少性紫癜;那继发性呢?就是有其他原因,也就是其他疾病导致的血小板减少,比如说患血液系统疾病,像白血病、再生障碍性贫血、骨髓增生异常综合征、巨幼细胞性贫血等;不是血液系统疾病的,如感染,细菌和病毒感染,都可以导致血小板减少;还比如肝硬化的病人脾大的时候也可以引起血小板减少,这就叫脾功能亢进;即便没有肝硬化,单纯的一个脾大,也可以引起血小板减少。血小板减少在临床上是由好多种原因引起的。

◇什么是原发性血小板减少?

这个原发性是指我们找不着原因,咱们给它定为原发性。或者随着科学的发达,将来我们都能找到原发性血小板减少的原因。原发性血小板减少的原因,多数都跟病人自身免疫功能紊乱有关系,自身产生了一种能和自身血小板结合的抗体,结合后被巨噬细胞认为是衰老的血小板而破坏掉,使血小板的寿命缩短了;或者是生产血小板的巨核细胞有异常了,产生的血小板少了。血小板破坏多了,产生又少了,外周血小板就少了。这是原发性的血小板减少性紫癜的发病机制。

◇血小板增多也会出问题吗?

血小板也会原发性增多。血小板增多同样会给人体带来损害。大自然就应该是一个平衡,不能多也不能少。因为血小板主要有止血功能,多了在体内会导致血栓形成,会出现脑梗死,会出现心肌梗死。有一种病叫原发性血小板增多症,好多都是从心内科和脑血管科转到血液科的,就是因为血小板增多了,原来没发现。后来因为出现心肌梗死、脑梗死住院,才发现血小板增多了。

◇出血是血小板减少的症状吗?

对,血小板减少的主要表现就是出血。临床上有些人血小板少但没有出血,所以原来叫"原发性血小板减少性紫癜",现在名字改了,叫作"免疫性血小板减少症"。现在,除了出血之外,血小板减少有些还会出现乏力。有些人血小板少就是在体检时发现的,什么症状都没有。还有极少一部分血小板减少者会出现脑梗死的情况,疾病本身很复杂。

◇有哪些治疗血小板减少的方法?

血小板减少,首先要弄清楚是原发性的还是继发性的。假如说它是继发性白血病,那就以治疗白血病为主。假如是原发性血小板减少,并且血小板长期维持在3万以上,可以不治疗,临床观察;如果是3万以下,可以根据情况治疗,首选的药物就是糖皮质激素,这是作为首选的。

◇输血会有安全隐患吗?

会。首先,血液制品是从人身上采来的,当人感染了乙肝、丙肝、艾滋病这些病毒以后,尽管现在献血查得很严,但是有一些病毒的发作有窗口期,这段时间查不出来这些病毒,这种具有潜伏感染的血液输到人体以后，就可能造成病毒感染了，特别是丙肝病毒，所以它存在一种潜在感染传染病的危险。还有，血小板输的多了，特别是输10个治疗量以上，体内会产生一种抗血小板抗体，这种抗体会破坏输进去的血小板，导致无效输注。所以临床上在没有出血的情况下，尽量少输血。当然需要救命的时候还是需要输，但是必须严格掌握输注血小板的适应证。

◇原发性血小板减少性紫癜需要终身治疗吗？

不一定。原发性血小板减少，现在就叫原发性血小板减少性紫癜，分急性和慢性。急性就叫新发的，3个月以内的叫新发的，大概50%的病人可以完全治愈，但是还有另外50%的病人治疗好以后又复发。复发以后再治疗可能还有效，停药以后它又可能复发了，这种情况下形成慢性血小板减少，就非常麻烦了。有一个孩子，虽然都10年了，但一直存在慢性血小板减少。

◇患者应该间隔多长时间查一下自己的血小板呢？

这个要根据情况。假如说你是新发的血小板减少，比如说血小板1万以下，2万以下，出血很严重了，这个时候一定要住院检查和治疗了；如果血小板平时就是3万~4万，这已经持续有好几年了，或者1年以上了，那你1个月查1次，监测1次也就可以了。但这是在没有发生意外的情况下。假如说这几天感冒了，或者发现有鼻出血了，身上有出血点了，这个时候要及时到医院去检查。

◇原发性血小板减少性紫癜能治愈吗？

如果发现血小板减少至 $56×10^9/L$，其实首先不是治疗的问题，而是诊断清楚它是原发性的，还是其他疾病伴发的血小板减少。假如病人三四十岁，如果血小板减少，再伴随一些其他症状，需要排除一些免疫系统疾病引起的血小板减少。如果是原发性的，6万多不需要治疗，观察就行了；如果不是原发性的，而是继发性由其他疾病引起的，可能就需要治疗原发疾病了。

◇做骨穿是看是不是属于白血病吗？

做骨穿就是看看病人骨髓内造血小板那个巨核细胞多还是不多。如果诊断为原发性的血小板减少，巨核细胞是增多的。但是有一部分血小板减少，巨核细胞是没有的，这种情况下就不能诊断原发性血小板减少，可能有其他原因。

◇什么情况下必须要输血小板呢？

血小板低于正常，分几种情况：①血小板低于 $(7\sim10)×10^9/L$，不管有无出血，都需要输血小板；②如果血小板急剧下降，比如说从十多万一下子降到三五万，或更低，临床伴有出血，这个时候也是需要输血小板的。

医生答疑

问：我做过心脏主动脉瓣手术置换机械瓣之后，需要终身服用华法林钠片吗？这个药长期服用，对身体会不会有副作用，有危害呢？

郭树霞：主动脉瓣换了机械瓣以后需要终身服用华法林钠片。它最大的副作用就是你吃得多了会引起出血，吃得少了又起不到抗凝预防血栓的作用。吃这个药，就是要让凝血四项比正常人稍高一点，特别是有一个 INR 值，叫作国际标准化比率，这个要比正常人高，它大概要在正常的 1.5~2.5 倍，甚至是 2~3 倍，这样才能起到预防血栓的作用，高了出血，低了起不到预防的作用。

问：孩子牙疼、牙龈出血去医院，最后查出来是败血症，血小板低到了 1 万，想问一下郭主任这是怎么回事？

郭树霞：从他介绍的这个情况，很多细节咱没有了解到，第一，这个孩子的白细胞有多少，血红蛋白有多少，还有他怎么就查出来是败血症。推测这个孩子可能开始是血小板减少，牙龈炎，或者开始就是牙龈炎，后来因为这个牙龈炎没有治疗，严重了，细菌入血了。入血以后形成一个脓毒血症，脓毒血症这种病就厉害了。脓毒血症如果不及时治疗的话，它会引起多器官功能衰竭，引起感染性休克，会危及生命。脓毒血症的话会引起血小板的减少，临床上也经常碰到这种情况，对这种情况要积极救治，不救治真的是非常危险的。

甲状腺结节要当心

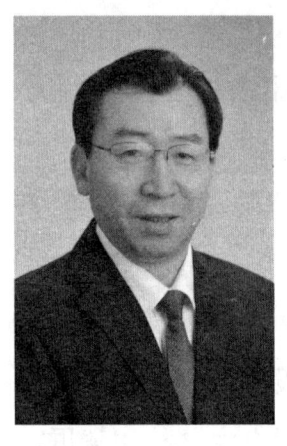

李清楚，郑州大学附属郑州中心医院，主任医师，研究生导师，大内科主任兼内分泌科主任。

学术兼职：河南省内分泌副主任委员、郑州市医师学会内分泌主任委员，全国健康教育巡讲专家，市讲师团巡讲专家，河南省中西医结合糖尿病副主任委员，河南省高血压内分泌副主任委员，河南全民健康促进会糖尿病专业委员会副主任委员，2012年被郑州市卫生系统评为"百名名医"，2012年获评郑州市第十一批科技拔尖人才、河南省中原健康好卫士，2012年被河南省医学评为优秀医师。

技术特长：主要从事糖尿病、甲状腺疾病、肾上腺疾病、肥胖症性腺疾病、骨代谢疾病、内分泌紊乱及失调症、内分泌紊乱致不孕不育症等疾病的研究、诊治。

科技成果：论文、科研立项、科技成果、获科技奖和著作名称及获得的其他荣誉名称。发表英文及国家级论文30余篇。

河南农村广播《健康河南》节目特邀嘉宾。

◇什么是甲状腺结节？

甲状腺是在颈部，就是喉结下方的一个腺体，这个腺体分泌的激素可以满足全身各个脏器生长发育的需要。近些年来，甲状腺结节发病率比较高，也是目前在临床上、在整个患病百姓中较常见的一个疾病。这个疾病病因比较复杂，多发生在女性和老年人身上。发病率为3%～7%，目前在社区也好、医院也好，对甲状腺做彩超的概率越来越高，所以在彩超的观察下有20%～67%的病人都能发现甲状腺结节。这个结节的形成原因比较多，不是十分清楚，当然与局部的血液供应和饮食等都有关系，与碘过多的摄入等也有关系。

甲状腺结节的表现形式也不一样，有些是增生，有些是腺瘤，有些是囊肿，有些是炎症。比如甲状腺局部有一个疾病叫作亚急性甲状腺炎，是病毒感染引起的，严重的话会造成甲状腺结节。总的来说，这个病因比较多，比较复杂，而且发病率又高，也是目前整个社会大家最关注的一个疾病。

◇为什么甲状腺结节属于内分泌科呢？

甲状腺是一个腺体，甲状腺结节属于内分泌代谢病中的一个疾病，所以目前甲状腺结节，特别谈到碘的问题。后来经过许多方面的大量调查，就整个河南而言还是一个高碘地区。过低的碘，原来像南阳，大脖子病从20世纪50～60年代比较多，由于那个地方土质里边含碘比较少，后来就出现了大脖子病。总的来说碘对甲状腺疾病影响比较大，过低碘、低碘饮食不行，高碘饮食摄入过多的碘也是形成甲状腺结节的另外一个原因。据大量的统计,河南碘的中位数大于200,所以目前有好多在饮食中摄入的碘过多,也可能会造成这方面的疾病。

◎甲状腺结节平时没有症状吗?

甲状腺结节,有单发的、多发的、囊性的及增生的,就是说这个结节损害甲状腺达到一定的程度,会造成甲状腺功能低下。我们在临床诊断时,结节性甲状腺中伴有亚临床甲减或者临床甲减,造成甲减以后,会造成体内的血脂紊乱、动脉硬化、记忆力减退。平时我们常见的有脱发,或者是睡眠不好等症状,并且还影响工作的状态。

一般甲状腺功能低下,容易造成乏力,就是看着电视,比较好看的电视剧看一会就瞌睡了。所以有一些在工作中,本来做这个工作能达到几个小时,平时不感觉疲乏,由于这个甲状腺结节造成甲状腺功能低下,会造成疲乏、无力,就是精神状态不好。许多工作,是情况比较重的病人所不能够胜任的。

◎什么是"甲减"?

甲减就是甲状腺功能减退症。甲状腺功能减退症,是由多种甲状腺疾病造成的,其中就有甲状腺结节损害甲状腺到了一定程度。另外,还有一种病叫作桥本病。桥本病一般有3个阶段,早期的话,是一个甲亢这个阶段,就是甲状腺功能亢进这个阶段,这个阶段可以是几个月、几年,甚至十几年,那后来这个病,有好多得了这个病不知道自己有甲亢,后来就好了,感觉这个脾气不正常,或者消瘦这个情况。后来过了若干年以后,自己就好了,好了以后它就变成一个平台,甲状腺功能不用药它也正常,那后来再经过第三个阶段,就是久而久之,由于桥本病也是甲状腺病的一种,它可以造成体内的二个抗体增高,像甲状腺过氧化物酶抗体、甲状腺球蛋白抗体,所以把甲状腺过氧化物酶抗体当作一个叫甲状腺毒性抗体,这个抗体持续高,可以十几年甚至几十年,久而久之,甲状腺破坏到一定程度,就成了甲状腺功能低下,就刚才我说的导致了一系列的,包括记忆力减退、血脂增高、动脉硬化,比较重的病人可以造成甲减性心脏病。

◇什么是桥本病?

桥本病也是甲状腺增大,桥本病一般是均匀性地增大,在增大的基础上,可伴有甲状腺结节。有时候二者会合并发生,有时候在桥本病的基础上,会出现甲状腺结节。它的原名就叫慢性淋巴细胞性甲状腺炎(CLT),这个炎症不是由细菌和病毒造成的,而是体内自身免疫性因素造成的。

◇年轻女性容易出现甲状腺结节吗?

有许多小姑娘平时照镜子,发现脖子比较粗了,对年轻女性的话,在你照镜子的同时,要注意自己的甲状腺这个问题。有几个这方面的问题,像平时感到乏力的时候,或者脱发比较重的时候,另外体重增加的时候,或者是近一段记忆力减退,工作力不从心,还有瞌睡比较多,就是看着电视,这个电视节目非常好看,大家看着都比较精神,可是他看着就要睡觉。另外还有些病人睡就睡吧,还出现一些鼾症。只要出现这些情况,及时去复查甲状腺功能,查甲状腺彩超,是否造成血脂增高、记忆力减退等这些问题。

◇甲状腺功能怎么检查？

甲状腺功能就是我们要查甲状腺分泌的这些激素,包括像游离甲状腺激素、T_3、T_4,还有一个促甲状腺激素(TSH)。另外在查的同时,如果发现甲状腺大了,还要查甲状腺的抗体,叫甲状腺过氧化物酶抗体、甲状腺球蛋白抗体,这是鉴别甲状腺结节和甲状腺其他疾病的一个方式。通过抽血这样可以发现甲状腺功能正常不正常,一般的话,我们在分析甲状腺功能的时候,最关键的就是促甲状腺激素,它的高线一般在 4.67 mU/L,可是按国际目前规定的达标是在 2.5 mU/L 以内,在临床上我们也发现,凡是促甲状腺激素超过 3 mU/L 以上的,一般甲状腺都会有问题,这时候要做甲状腺彩超的话,有 50% 以上的人群会有甲状腺结节或者甲状腺增大等问题。

◇为什么甲状腺结节容易被误诊？

因为甲状腺结节,有许多检查方式,出现结节以后也未必一定都要考虑是甲状腺的癌症。如果出现考虑是甲状腺癌症的话,我们要看看这个甲状腺结节多大,一般在 0.5 厘米以上,就是说像 4~5 毫米及以上的,特别在 1 厘米左右的,要看看做彩超的时候,它是否伴有局部循环的问题,增大的甲状腺结节与周边的关系和血液供应情况,另外看有没有钙化情况。我们现在做彩超,有一个甲状腺分级,一般在 4A 或者 4B 的时候,这个分级比较高的时候,我们要重视它。就是说,特别是 4A 级,这个时候要动态观察,我们也做过彩超了,查过甲状腺功能了,或者是正常。第三个最关键的检查,如果高度怀疑,或者这个病人自己担心这个结节,今后会不会出现癌症。

◇ **甲状腺结节会转化成癌症吗？**

如果担心出现癌症,最好要做甲状腺细针穿刺,就在彩超引导下做这个穿刺。做穿刺的话,在病例报告结果出来以后,它是一个良性结节,那就没必要去考虑手术的问题。如果觉得是一个不好的病,或者甲状腺癌,这个时候再考虑手术。所以不一定发现甲状腺结节,就直接看甲状腺外科。

◇ **如何手术治疗？**

甲状腺结节的治疗方法就是做手术。病人首先应该看内分泌科,在内分泌科这个管理下,如果高度怀疑有癌变的可能,或者分级比较高,是要请甲状腺外科会诊后才考虑手术。但前提是要做细针穿刺。我们平时碰到这样的病人也比较多,有些病人过分担心甲状腺结节,我们在细针下穿刺,甚至我看着,我不怀疑他现在有恶变这个情况,但病人高度怀疑也应该做。第二个的话就是看看他这个甲状腺结节与周边的关系,或者有没有钙化,或者血液循环怎么样,然后我们还要做一些核素扫描。假如是冷结节,我们考虑它也会有变成恶性的可能,所以这个时候最好的诊断,还是要甲状腺穿刺,穿刺以后证实它究竟是良性的或是恶性的,然后再决定是否手术。

◇ **这个疾病和恶性肿瘤是不是很近？**

它并不能说很近,或不是很近。为什么？你看,尽管甲状腺结节的发病率比较高,但实际上我们在统计过程中,发现甲状腺癌的发病率只占1%~2%,就是说只有很小很小一小部分,它可能会中间有变化,并变化成甲状腺癌。然后那一大部分人群都是比较安全的,并不是说看到有甲状腺结节,就急着赶快做手术,去担心今后会出现什么问题。所以我们应该定期随访,定期检查做彩超,查甲状腺功能,这样去解决这个问题。

◇为什么需要定期检查?

一般的话,较大的甲状腺结节伴有甲状腺功能低下的时候,我们要用左旋甲状腺素钠片去治疗,可以使大的结节变小;如果甲状腺功能是正常的,这个结节用药没有用,包括相关的一些中成药、中草药等,效果都不太好。要想把甲状腺结节完全给它治得消失,这种情况一般在临床上不太可能。

病例分析

一个55岁的阿姨,在四五年前就做了甲状腺结节的一个切除手术,甲状腺大概切了一半了,按一下喉咙甲状腺边上的位置,会有一种疼痛感,有点像针刺的感觉。

李清楚:甲状腺结节做了手术以后,一般的话,一部分组织切除,它也可能会造成一些结节,有的做了手术还会出现结节。局部疼痛的问题,一般不会造成,做了手术如果短时间内,甲状腺在手术后恢复过程中,可以造成疼痛;如果时间长了以后,一般不会造成疼痛。至于造成疼痛的原因,假如他在近一段感冒了,会造成颈部的淋巴结肿大产生炎症以后,可能你按着它不是甲状腺腺体造成的,是颈部淋巴结发炎造成的这种疼痛。另外看他其间是否受过凉,甲状腺有没有一些其他的病毒感染,就像亚急性甲状腺炎往往也会造成颈部疼痛,而不是甲状腺局部疼痛,当你触摸甲状腺的时候,才可以造成疼痛,所以这种疼痛往往是由其他原因造成的,而不是做了手术以后造成的。

都说年关难过。今年34岁的小夏最近就陷入了年底的加班地狱,连续一周天天晚归不说,周末也完全没得休,结果前几天小夏开始感觉不对劲了,说话声音嘶哑,吞咽有些不顺畅。到医院一查甲状腺结节,医生说你这都是累的。小夏吓坏了:这不会发展成肿瘤吧。这些年甲状腺问题特别多,甲状腺是位于我们颈下部的一个小腺体,从外观来看就像一只小小的蝴蝶。甲状腺虽小,却是保证人存活和健康的重要部件,因为甲状腺分泌的甲状腺激素对人体的生长发育及每天的新陈代谢都起极为重要的作用。一旦甲状腺出现问题,就会对身体产生危害,而且出现不同的问题,表现还不同。比如甲亢患者可能是心慌、手抖、脾气暴躁;甲减患者容易疲倦、精神不振,女性患者很容易发生不孕或反复流产。而甲状腺结节则是在甲状腺内长出的新肿块,这种结节会压迫邻近的气管、食管及神经等,造成呼吸困难、吞咽困难,当然最严重的后果就是恶变了。

甲状腺结节发生率高,与目前的医疗水平有关系,当然也与近些年环境的变化,以及造成甲状腺疾病的多种因素上升有关。目前我们最关注的,还是做甲状腺检查的手段发生了变化,比如说我们平时做彩超的时候,像20世纪70年代或80年代一般不做甲状腺,只是有内分泌科医生发现甲状腺有问题了,才做甲状腺彩超。现在的话,好多家医院、好多家体检中心,直接就做了甲状腺彩超。

◇如何治疗甲状腺结节？

对这种情况,甲状腺结节这个病因是比较复杂的,所以我们平时要定期做体检。如果在早期没有发现甲状腺有结节,就像我前面提过的,这与情绪,当然与年龄也有相关,就是说感冒了以后出现了甲状腺结节,那这个时候就是说,也可能就是感冒的同时,病毒感染甲状腺造成的。另外还有一些饮食,包括碘的问题等,像我们在吃饭的时候,目前在整个河南地区,我们对查碘的中位数,还没有做深入调查。那究竟整个河南,哪个地区是低碘、哪个地区是高碘,我们在饮食上目前没法知道。所以对甲状腺结节的预防,现在也没有很可靠的一个手段,我们无法去进行大规模的观察和随访。所以这样的话,对甲状腺结节这个预防我们目前还没有太好的办法。

◇对于甲状腺结节的病人来说,生活当中应注意些什么？

我们对已患甲状腺结节的,一个是在定期,就是说甲状腺彩超半年、一年做一次检查。如果甲状腺功能在正常范围内,平时我们又没有发现异常,一般的话要3个月、半年查一次。如果甲状腺已经有问题了,就是造成甲状腺功能低下了,其中这个低下有亚临床阶段的甲状腺功能低下,就是这个数据在正常范围内不达标,没有造成 T_3、T_4 的下降,我们就说这是亚临床甲减。那有些甲状腺功能低下,像前面说的声音嘶哑,因为甲状腺功能太低以后,容易造成声带水肿,就容易造成声音嘶哑。

◇甲状腺功能受季节影响吗?

季节影响,比如说冬天了,这个激素使用较多,因为甲状腺激素是满足全身各个脏器需要的,大家都知道冷了以后,体内的激素上调,然后食用激素可能会增多。如果你出现甲状腺功能不正常,假如我们吃了,甲状腺激素如果不及时补上,也会出现甲状腺功能低下。所以提醒大家在冬季的时候,一定要复查甲状腺功能,使甲状腺功能达到一个可控制的范围,要不然的话,本来天就冷,甲状腺功能低下都知道还有一些症状,怕冷,不愿意活动。

医生答疑

问:这样一个疾病,会影响受孕吗?

李清楚:对这种疾病我们首先看病人的情况。假如说计划妊娠,首先要把甲状腺功能调整好,计划妊娠应该在把促甲状腺激素调整在 $0.5 \sim 1.5$ mU/L,这个时候就可以准备怀孕。另外还要做些检查,还要查什么?我们要查两个抗体,其中最关键的一个抗体叫甲状腺过氧化物酶抗体。如果这个抗体高,她在怀孕期间面临着对甲状腺的进一步损害。我们可以早期从小剂量开始,给她早期干预,使甲状腺功能一直在怀孕期间达标,因为这样的话,对胎儿的影响就比较小一些。实际许多研究都证实,在怀孕期间,由于甲状腺功能不正常,对胎儿智力和运动力会产生一定的影响。

结肠癌正悄悄走近我们

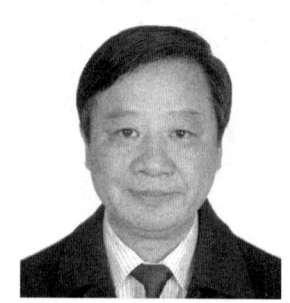

方立峰,主任医师,硕士研究生导师。新乡医学院附属郑州第一人民医院内科教研室主任、消化内科主任、郑州市消化病医院院长。

河南省消化学会委员、河南省消化内镜学会委员、河南全民健康促进会副主任委员、河南抗癌协会常务委员、河南消化内镜经内镜逆行性胰胆管造影术(ERCP)学组委员、郑州市消化学会副主任委员、郑州市医师学会副主任委员、郑州市肝病学会副主任委员等职务。

郑州卫生局和科技局命名的"郑州名医""郑州科技领军人物",郑州市第一人民医院"领衔专家"。较全面掌握消化科基础和消化专业操作技术,大量开展了ERCP,较早的开展胃肠黏膜大块切除(EMR)、黏膜下肿瘤剥除(ESD)、超声内镜(EUS)下治疗、食管静脉曲张内镜下套扎、硬化及组织胶治疗等治疗,并有丰富的肝穿刺和活检技术经验。

河南农村广播《健康河南》节目特邀嘉宾。

最新癌情监测数据显示,肺癌、大肠癌、胃癌是威胁居民健康的"三大杀手",统计这三大癌症在中国30个城市的发病情况时,发现其中有一种癌症——大肠癌,无论是发病率,还是死亡率,都居于榜首。更有人把大肠癌比喻为"隐性老虎",因为早期它可以没有任何症状。过去40年,大肠癌的发病率,已经上升了4倍,平均每天有8人被它夺去生命。

◇ 为什么会得结肠癌?

过去大家是以粗粮为主,但是现在主要是以细粮、蛋肉为主,蛋白多了,肉也多了,油也多了,再加上人们生活水平提高了以后,开车的人多了,走路的人少了,运动少了。10~15年以前,我做结肠镜的时候,半个月都碰不见一个结肠癌,现在,说实在,"手气不好"的时候,一天碰到三四个的都有。我觉得除了饮食因素之外,肥胖和运动过少是绝对重要的因素。美国做了大量的调查发现,肥胖人群结肠癌的发生率是正常体重人群的3倍。

◇ 便秘是诱发结肠癌的因素吗?

很多很多患者,很多很多朋友,都特别关心便秘和结肠癌的关系。便秘意味着结肠与致癌物质在结肠内接触时间更长,那么结肠癌的发病率可能会更高点,但没有更多的统计学资料来支持。我们见到很多女性便秘很严重,但她并没有结肠癌,我们做结肠镜进去,很干净的,所以便秘和结肠癌的关系并不确切。如果要是老年人便秘,必然会导致结肠腺瘤增加的概率,这个可能是有的。

◇ 情绪不好会诱发结肠癌吗?

是,现在已经认为,与情绪因素、精神因素和免疫功能下降是绝对有关系的。肿瘤的发生,还有腺瘤的癌变这一系列的过程和免疫功能有绝对的关系。免疫功能有免疫监视、清除的功能,免疫力下降了以后,容易导致肿瘤的发生。也提醒大家,在日常的生活当中,有什么不愉快的话呢,还是找一种方式,发泄出来,或者转移一下注意力,这个可能对我们预防一些癌变有比较好的作用。

病例分析

男性,68岁,因腹痛、腹胀过来就诊,2天之前,就开始出现腹胀、腹痛,是阵发性的,还可以忍受,疼痛不太固定。排气之后可以稍微缓解一点,但是有嗳气、反酸这些症状。来医院之后做了一个CT,显示是一个肠套叠,肠道不完全梗阻,后来进一步完善了肠镜检查,提示是一个结肠癌。而且已经是比较严重了,肠道基本上已经梗阻,粪便已不能够完全的排出来了,是因为肠道的肿瘤把肠管给堵住了,所以说不能够完全排出来。

方立峰:这是很典型的症状,他来的时候,已经比较晚了,出现了肠梗阻,那么梗阻出现的原因有两种情况:一个原因就是整个堵死了,另一个是因为肿瘤拖垂下去把肠子牵拉,造成肠套叠后堵死了。基本上是排不出来了,排不出来了以后就肚胀,肚胀了以后,整个胃肠蠕动都会下降,所以他表现出胃也不向下排空,出现反酸、烧心的情况,也不想吃饭了。

◇如何治疗结肠癌?

结肠癌最近几年,有了一个明显的上升趋势,它以中老年为主,但年轻化趋势明显。结肠癌的发病因素很多。结肠癌最重要的是早查早治,癌前病变如结肠息肉和结肠腺瘤能够尽早地清除,会大大减少结肠癌的发生,如果早期发现结肠癌是可以"根除"的,一旦到中晚期的时候就比较麻烦了。结肠癌早期一般没有症状,一旦出现症状往往就到了结肠癌后期了。即使手术有时候也不一定能够"根除"。中国结肠癌的上升趋势同饮食结构的改变有明显的关系,在很多研究观察中发现,中国人比较贫穷的时候结肠癌很少,而移民到美国或者欧洲国家以后,他的第二代发病率和美国人和欧洲人没有明显的区别,认为与摄入了大量的肉食和乳制品有关。那么我们国家近几十年的饮食结构改变,可能也是结肠癌增高的重要因素。最近一段时间,沸沸扬扬地传出了红肉、熏肉、腊肉这一类是致癌物质的报道,这是有一定道理的,我们觉得这个发生的原因,主要是红肉的成分及脂肪酸、胆汁酸,共同造成结肠腺瘤增多,没有改变饮食结构的情况下,预防检查和切除这种腺瘤,应该就可以减少结肠癌的发生。

◇ 如何发现结肠癌?

我觉得定期的体检是特别重要的。因为现在很多的资料已经显示,50岁以上进行结肠癌筛查,就可以减少70%的结肠癌发生。可以通过麻醉方式消除疼痛和恐惧,我们称为无痛肠镜。结肠癌的筛查有几种方法,首先是结肠镜,这是最可靠的;其次,就是CT,通过CT成像也是很好的一个检查确诊结肠癌的方法。CT的痛苦小一点。它对于比较大一点的结肠息肉和结肠癌的发现和结肠镜没有大的差别,但是肿瘤很小、很平的时候它还是差一点。另外就是大便潜血,定期的检查是过去推荐的方法,但是现在认为,它的阳性率(敏感性)还是比较低一点。而超声波筛查结肠癌可靠度更差,不推荐。结肠镜检查是否很痛苦取决于三方面的因素:①病人敏感性的高低;②和患者结肠盘曲程度有关;③和医生的操作技巧也是有关系的。现在好多医院都在开展麻醉下检查,叫作无痛结肠镜,确实是"睡一觉",不知不觉中就检查完了。

医生答疑

问:我 2015 年 9 月,发现降结肠有一个息肉,大概是 4 厘米大小,于 11 月 16 号手术,切除结肠 15 cm。手术以后,是否进行化疗?

方立峰:我觉得主要是看你化验以后的病理改变,如果仅仅是一个单纯的息肉或者腺瘤,没有高级别内瘤变,也没有发现说腺癌,我觉得不考虑化疗。

问:我的痔疮比较严重,出现脱肛,现在已经便秘 8 个月了,似乎有点堵,做灌肠不干净,水疗洗肠也洗过,但我想知道,有哪几种情况,能确诊乙状结肠处是否有癌变存在,怎么样进行确诊?

方立峰:还是推荐两种方法,一种方法就是做结肠镜检查,这种是最可靠的。另一种方法,造影剂口服或者灌肠以后做 CT,这也是一个很可靠的方法。也可以发现很早的肿瘤。但是我觉得你有 8 个月的便秘史,肯定有他的原因,便秘和痔疮是有绝对关系的,痔疮会加重便秘,便秘进一步加重痔疮,这两个都很重要。

第一"杀手"——脑卒中

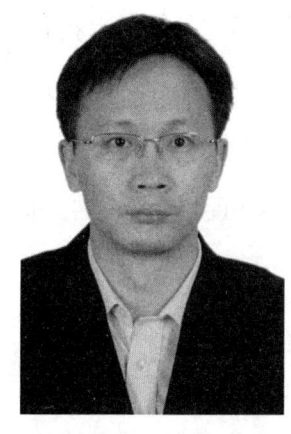

朱良付,博士,主任医师,硕导,河南省人民医院介入脑血管二病区主任,河南省介入治疗中心副主任,神经内科教研室副主任,中国医师协会神经内科分会神经介入专业委员会委员,国家卫计委脑卒中筛查及防治工程中青年专家委员会常务委员,缺血介入治疗专业委员会常务委员,中国卒中协会脑血流和代谢委员会委员,中国卒中协会神经介入委员会青年委员,获评国家卫计委脑卒中防治工程优秀中青年专家奖,擅长急慢性脑血管病内科防治和血管内介入诊疗。

河南农村广播《健康河南》节目特邀嘉宾。

◇什么是高同型半胱氨酸血症?

以前,大家对半胱氨酸不是很重视,后来发现这个血液里有一个代谢的产物就是同型半胱氨酸。同型半胱氨酸如果增高,对血管是有损坏性的,可以出现血管动脉粥样硬化。血管就像水管,用久了受损了就容易生锈。国家目前要求是40岁以上的人都要做脑卒中筛查。河南全省曾做过这样一系列的工作,国家卫计委投入了专项经费,对40岁以上的抽查社区进行免费筛查,也做了广泛的宣传。40岁以上的人就要去筛查这些高危因素,其中这个同型半胱氨酸就是我们筛查的一个指标。

◇什么是脑卒中易发人群?

肥胖是一条,运动减少是一条,还有就是吸烟和家族史。这个大家可以明确看出来,少了一个喝酒。当时国家卫计委让我们去筛查的时候,这条没有列在第一张筛查表里,为什么呢?中国人喝得比较杂,就是你到底喝红的、白的还是黄的?另外,白酒喝的度数也不同,所以在第一轮筛查的时候没有筛查这个,我们筛查的时候就有2张表,第一张表是初筛表,但是如果是符合高危的,高危刚才说的是1/2加3/8,或者1/2或3/8,就应该说或更准确,因为你得过脑卒中或有过短暂性缺血发作的,只要有一个,就直接进高危了。如果后边这个3/8,就是8个高危因素里边有大于等于3个,就算高危人群。那这种高危人群的话,卫计委下一步就让我们给他做颈部彩超,就用彩超来做这个病人的颈部血管,看到底有没有斑块,有没有狭窄之类的。

病例分析

在医院的神经内科病房里,医生正在为一名老年女性进行治疗,老人叫潘某某,今年60岁,是一名苏州游客。她和70岁的丈夫报团参加了莫斯科8日游,可是飞机起飞不久,老人就犯病了。升空以后,大概下午1点多钟,她左臂有点发麻,当时没在意,后来她身体不舒服,左臂发麻,脸也发麻。后来她全身发麻了,而且呼吸急促,赶快给吸氧气。直飞MU591这架波音767飞机上,共有211名乘客,航器图显示当时飞机已经飞到了蒙古国上空,机组在征求了两位老人的意见后,决定马上折返浦东机场。9点左右,病人被送到上海浦东新区人民医院急诊室。

朱良付:她为什么会发病?这个就是我的博士生导师黄如训教授(中国非常著名的一个脑血管病专家)所讲到的一个理论,我觉得很有道理,形象生动,叫作"点燃理论"。像鞭炮,它里边有火药,有个炮焾,它里面的火药会炸的,但它一直没有炸,有一天突然炸了。她总有一个点燃因子,有一些因素在诱发它,你们问我为什么她会这样?这个60岁的老人家,我不知道她到底有没有高血压、糖尿病,就是刚才说的那11~12条高危因素。因为生活节律的改变,情绪的激动,这可都能是诱因。但从发病过程来讲,是小血管病变,我们把那个脑血管、脑梗死,血管被堵住了叫脑血栓,血管破了叫脑出血,血出在脑子表面叫蛛网膜下隙出血,血出在脑子中间叫脑出血,这个老人家是血管被堵住了,所以叫脑血栓。这个血管被堵住的脑梗死,又看堵住的大小血管分三种情况,一种是主干闭塞了,叫主干模型;第二种是边枝模型,主干就像大树,树干一样,那个边枝可能就是树杈,可能是二级树杈,三级树杈;还有第三种是穿枝,就小细枝,比如说分到很小树枝上,或者一个小枝条。这个老人家比较幸运,她就是一个穿枝梗死,所以症状很轻,我们刚说偏身麻木,没有说偏身运动,所以说她是个偏身感觉性腔梗,我们把这种叫腔隙性梗死,就像很小一个缝隙,一般认为直径在1.5厘米以下,所以一般预后是比较好的,不管你用药不用药,预后都不错。

◇ 脑中风出现之后,怎么办?

先明确这个病人到底是不是中风。一旦发现中风了,就立即打120了。但咱们还要做点什么呢？比如说你判断这个病人可能是脑血管病之后，应该让病人尽量侧卧。

◇ 季节变换时，是否可以通过输液体来预防中风？

这种现象还是比较多的，平常在门诊或者在我们临床工作中，很多人都会问这个问题，群众确实也是在有一些甚至听到了我们有一些医疗单位也在讲说是可以这么做，实际上我们中国有一些中风委员会，或者神经病委员会，我们这些搞专业的大夫们专门搞过活动，就是宣传这个是不科学的，就是不推荐大家，不主张大家定期输。季节变换的时候输液体来预防中风，这个是没有更多的科学依据的，我举个更形象的例子吧，就是像咱们郑州离黄河比较近，黄河的水比较黄，黄河的水黄是因为含沙量比较高，容易淤塞河道，那然后呢，是不是我们的脑血管病也是堵塞所引起的呢？

◇ 什么是 MRA？

就是磁共振血管成像，筛查还可以不做磁共振，因为磁共振要贵一点儿，3.0 的磁共振在我们医院做可能要 750 元左右，但可以做一个 TCD，就经颅超声多普勒，这个 100 元。就是筛查这个颅内血管有没有明显狭窄，流速是不是很快，或者是 MRA，就是看有没有狭窄。

◇ 吃阿司匹林的禁忌证有哪些？

这是个体化的，这要看有没有禁忌证，有些人有胃溃疡的就不能吃，吃了会出血，但是非吃不行的时候，甚至我们可以联合吃治胃溃疡的药物,这样的话我们氢泵抑制剂上去,同样也可以吃,所以,首先我们当然不能盲目指挥,看病是临床医生,电台是传播健康宣教,但具体怎么治,还得看主治医生的意见;其次要相信主治医生,主治医生要病人住院输液,病人就要按照主治医生的建议去办。

医生答疑

患者:我今年58岁,应该就是40多岁的时候,那时候经常出外,喝了酒,吃了饭,坐车上,吹风吹了以后,就中风了。开始感觉嘴不舒服,往一边偏,后来嘴越来越歪,我就去了医院,他们采用了针灸、打针、吃药,打针治疗了一段时间,慢慢过来,每年我都去医院体检去。体检以后,因为我对这方面重视一点,每次都输液治疗一下。有一次意外,头破了,一次缝了6针,好了以后,就落了一个毛病,就是一感冒以后,脑袋开始痛,做CT和各方面检查,说没有毛病,后来医生说这是留下了一个后遗症,只要一感冒就容易头痛。我就想问一下,这方面怎么治疗?怎么调理会减轻头痛这个毛病?再一个就是怎么预防不头痛?

朱良付:这个受凉或者是过度劳累,可以作为一个诱因。但是你58岁提出来这个问题,我有一个疑惑,就是你当初不一定是中风,我刚才说的是三个症状,但是你只是嘴歪,没有讲手脚活动问题,因为什么呢?我觉得大家行走在街上,有时候如果你关注一下,有些人嘴是歪的。首先我们要鉴别到底哪里出问题了。举个例子,电厂发电要供应到我们的灯泡上,那如果电厂被炸了,这是我们说的中风,电厂被炸了以后,它所供应的那一片全部没有电了。还有一种情况是,电厂没事,而是电线走到某一户电线断了，就会出现这家没电。如果说仅仅是嘴歪，这个有可能是我们说的周围神经面瘫。但如果是脑炎性的，要确定是哪位置，它的鉴别点从专业的角度来讲，我们是看它瘫痪的范围。

患者：对啊，我今年58岁了，通过体检彩超，发现我左侧颈内动脉就是粥样硬化斑块形成了，还有一个就是双侧颈动脉内中膜局部性增厚，这两项严重不严重？怎样治疗效果比较好？现在正在医院治疗，打着吊针，不知道这样行不行？还吃着药呢。

朱良付：这样呢，是很常见的，58岁了，在我们当时做筛查的时候，40岁以上的人，很多人是有这个内中膜厚度增加的，还有一些是有斑块的，但我们关注的是斑块的稳定性。斑块破溃它就会出来，顺着血流跑到脑袋上去，另外它破溃了以后，这个血液会凝固在原地，我们叫作血栓形成，所以这样的话就会形成中风。我们还担心斑块形成的狭窄度，如果你刚才描述的这个太轻，这个没有明显狭窄，还有一个狭窄非常重，并且一线相连，甚至闭掉了，缓慢缓慢闭掉了，如果是70%以上的，很多我们还要考虑做这个内膜剥除或者支架植入，来预防颅内中风，所以对你来讲，只做了一半检查，你说的这个颈动脉有斑块，内中膜厚度增加，颅内怎么样呢，对不对？心脏怎么样呢？还有四肢怎么样呢，所以动脉粥样硬化是个系统性的。

疼痛难忍的带状疱疹

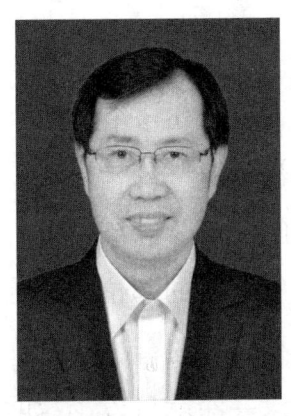

范团起,男,郑州大学第二附属医院皮肤性病科主任,教授,硕士研究生导师,中华医学会会员,河南医师协会皮肤病分会常委,河南医学会皮肤病分会委员,曾在国家级或核心期刊发表论文30余篇,出版著作1部,擅长皮肤疑难病、危重病的诊断治疗。

河南农村广播《健康河南》节目特邀嘉宾。

◇ **被雨水泡过会引起皮肤病吗?**

对,容易引起一些皮肤病。在这些雨水里含有很多不健康的成分,比如说尘土、螨虫、昆虫、霉菌,甚至一些泥沙,都可以对皮肤造成损害,过敏或者感染。一般最容易出现的就是皮肤泡胀以后引起的浸渍现象,就是皮肤泡得发白肿胀,这个皮肤屏障就减退,容易糜烂,糜烂以后容易导致感染。然后雨水里面的螨虫、昆虫、霉菌这些东西又容易造成过敏,引起湿疹或者接触性皮炎。

◇ **外伤之后在雨中行走很容易感染吗?**

对,无论是完整的皮肤还是外伤的皮肤,在接触雨水以后应尽快地用清水冲洗干净,外伤的皮肤最好用1:8 000的高锰酸钾溶液进行冲洗或浸泡,然后进行消毒处理,避免发生感染。另外孩子更容易感染,因为儿童皮肤的屏障比大人要弱,比较薄,很容易过敏,或者是皮肤的屏障减退,引起感染。小孩子玩过这样的污水之后,家长最简单的方法就是赶快用清水帮其冲洗,冲洗干净以后可以涂一些爽身粉,有一定的保护性质。

◎蚊虫叮咬后如何快速消肿?

在日常生活中,我们经常出去的话,容易被蚊虫叮咬,叮咬以后会引起过敏反应,主要引起虫咬皮炎或者丘疹性荨麻疹,在雨天的时候,这种情况发生的会更多,尤其在接触地面的部位上,如脚背、小腿更容易发生。出现以后如果过敏不严重的,仅仅给它消炎就可以了,比如说碘伏消毒,红霉素软膏涂一涂就可以了;如果有比较明显的严重的过敏反应,可以擦一些激素药膏,会迅速消肿。有一些激素药膏适合于儿童,比如说丁酸氢化可的松乳膏,儿童是可以用的,只要短期用问题不大,一般用2~3天就消肿了。消退以后就可以停,因为毕竟是激素,对人体有一定的副作用,所以应少用一些。

◎什么是带状疱疹?

简单讲一下,带状疱疹俗称"蛇缠腰",也叫"蜘蛛疮",在我们当地有人把它称为"溜","溜"可能就是长一溜吧,叫作"溜",这些都是它的俗名,带状疱疹几乎每个人都有感染的可能性。实际上带状疱疹和水痘本质上是一种疾病,或者说是一种病因,它的病因就是水痘带状疱疹病毒,当某个人对这个病毒没有免疫力的时候,尤其是在儿童期,大部分是5~6岁,这个时候人容易得水痘。得了水痘以后,并不是说水痘病毒就完全死亡了,这是病毒和细菌不同的地方,病毒就可以长期潜藏下来,潜伏在神经根,可以潜藏几十年,然后大部分到了老年人,抵抗力下降了以后,这个病毒就会繁殖沿着神经根跑出来,跑到神经末梢表面,跑到皮肤表面,形成群集的水疱和神经疼痛。

◇ 带状疱疹会传染吗?

有传染性的,水痘属于呼吸道传染病,它主要是通过飞沫传染,带状疱疹主要通过接触传染。所以老年人得了水痘以后,要避免和没有得过水痘的孙子、孙女接触,接触以后儿童可能会在1~3个星期发病。

◇ 为什么老人更容易得带状疱疹?

因为人到了老年,身体的器官,尤其是免疫器官就会退化,免疫功能就会减弱,加上一些老年人会得一些病,比如说糖尿病、结核等,会降低人的免疫力。

◇ 带状疱疹的临床表现有哪些?

第一个,它就是群集的水疱,一堆水疱;第二个,它会沿着神经,分布在身体的一侧,我们如果仔细想一下人的神经基本上是在2个肋骨之间是一条神经,从脊髓发出来以后向前、向下,那么这个疱疹起的话也是这个方向,当然有些部位不是带状的,比如说颈部、三叉神经部位,它不是一个带状的,大部分地方都属于带状的,所以叫带状疱疹。

因为带状疱疹的病毒主要潜藏在一侧神经的神经根,所以它要发病的话,一般只发生于一侧,但是这个不是绝对的,偶尔有报道有双侧的,也并不是说双侧,有人形容它像蛇,如果首尾相接的话,人命就没了,也不是这样的,当然你起的部位越多,你的病情就相对越重。

◇得了带状疱疹有生命危险吗?

一般的带状疱疹不至于有生命危险。如果这个带状疱疹通过血流播散至全身的话,可以继发引起病毒性肺炎和脑炎,如果处理不当的话,这个病毒可以进到血液里,然后通过血液再跑到肺里,跑到脑子里,就可能会危及生命。

◇为什么年轻人也会得带状疱疹?

年轻人更多的是因为劳累,这个劳累一方面是工作劳累,另一方面就是长期的通宵熬夜,现在熬夜成了年轻人的时尚,好像不熬夜就怎么样。其实熬夜也会降低人的免疫力,有些男青年除了熬夜就是整夜的喝酒,酗酒,喝酒多或者锻炼过度,都会造成人的免疫力下降。锻炼适当的话增加免疫力,锻炼过度了也会劳累。

◇为什么老年人免疫力低下?

老年人随着年龄的增长,身体所有的器官都会退化,退化实际上就是萎缩和变小,像大脑做个核磁共振,好像显得怎么我的大脑有点萎缩,这在老年人中都是正常现象,包括免疫器官也会萎缩,萎缩了免疫功能就自然而然地会下降。作为老年人,尤其应注意，生活一定要规律，增减衣服要及时，不能像年轻人，冻着了，晒着了，也不能熬夜，有一些疾病要早点治疗。

◇带状疱疹的判断标准是什么？

带状疱疹只能依据四个标准：第一个就是集簇性的水疱，就是一簇，就是说一堆水疱，这是一个特点。至少有2个以上水疱，这是第一个。第二个，它是沿着神经呈带状分布的。第三个它就是单侧的，单侧分布，比如说有些人在右侧，有些人在左侧。还有一个就是神经痛，它这个神经痛比较有特点，和平时的外伤以后的疼痛是不一样的。感觉很不舒服，因为这个神经从脊髓发出来以后，它会支配，比如说在胸部吧，它会支配人体的皮肤、肌肉、骨骼，包括里面的胸膜，所以它支配的部位，整个这些部位是不舒服的，这些疼痛可以有放射疼，比如说从后放射到前面，这是第一；第二有人是烧灼一样的疼痛，有人像电击一样的疼痛，当然还有人像针刺一样的疼痛，无论是哪一种疼痛，它们普遍有一个共性，叫作神经敏感。这个神经敏感，用衣服蹭着会觉得特别不舒服，或者疼痛，就是说特别敏感。

◇带状疱疹会留下后遗症吗？

带状疱疹的后遗症要说的话有挺多，那么最主要的后遗症就是带状疱疹后遗神经痛。就是之后经常会有疼痛。这些人好了以后，一般好了以后1个月，仍然疼痛的叫作后遗神经痛。有些是随着疾病的治疗好了以后就逐渐减轻了，多数最后会逐渐消失。也有一些会越来越重，也有人看着疱已经好了，但是疼痛怎么却越来越厉害，所以老年人疼痛的处理是非常重要的。年轻人可能就抗病毒治疗一下，病毒好了疼痛也好了，但是老年人则不同，如果你不及时治疗他的疼痛，他会落下后遗神经痛，有些后遗神经痛短的话可以半年，长的话甚至要4~5年的我们都见过。大部分的后遗神经痛，如果前期的抗病毒治疗比较及时和足量，一般来说经过止疼以后会逐渐消失。需要注意的是有一些病人、老年人在前期治疗不得力，比如说在农村输消炎药了，打头孢了，那是没有任何用处的，因为它是一个病毒。

◇ **带状疱疹的早期症状有哪些？**

如果身上出现一些疹子，比如说有一些不典型的水疱，属于丘疱疹，或者一些小疙瘩，密集的小疙瘩，有一些人会当成过敏。一般的过敏如果不严重的话，可外用皮炎平等，可能就比较快的下去了，如果用了2~3天都没有反应，甚至有疼痛，我们就要考虑它是不是带状疱疹，就要就医。这个疼痛可早可晚，比较多见的就是疱疹起来的时候伴有疼痛，也有一些人先疼痛，疼痛2~4天开始出皮疹。

◇ **带状疱疹的注意事项是什么？**

首先这个病人应该注意休息和营养，这两条很重要，另外要注意隔离，尤其是家里面有一些小孩子没有得过水痘的，要避免紧密接触，传染造成水痘。其他的局部治疗，可以用一些消毒的，以免继发细菌感染。

◇ **亲人之间的相互照顾，是不是也容易被传染上？**

一般来说大人之间大部分都得过水痘了，如果病人的配偶也得过水痘了,那么,配偶护理基本上不会被传染,因为对方已经得过了。没有得过的还是应该要小心的。对于小孩子来说,小孩子如果和带状疱疹的老人在一起,有可能会被传染水痘。老人如果没有得过水痘的话,首先会被传染得水痘,要得过水痘就不会被传染了。

◇ 如何治疗后遗神经疼?

带状疱疹在发病期间就会有疼痛,以及发病之后的后遗神经疼,都可以用止痛的药物,这些止痛的药物常见的有几种:第一种叫加巴喷丁;还有一种叫普瑞巴林,是专门治神经疼痛的。除了治神经疼痛以外,其他的止疼药,比如说咱们一般用的几类镇痛药,像什么阿司匹林、依托考昔片也都可以应用,布洛芬也可以。会有一些副作用,比如说加巴喷丁有一些人不适应,可能会有恶心,甚至头晕的症状,所以吃药可以从小剂量开始。

医生答疑

问:我今年30岁,怀孕2个月了,但是被诊断得了带状疱疹,腰和胸以下都有红疹,没有发热,但是很痛,害怕对孩子有影响。

范团起:在临床上经常碰见此种情况,怀孕以后究竟对胎儿有没有影响,一般认为这个病毒只在神经末梢和皮肤表面,不会进入血流,从道理上来讲它没有进入血流对胎儿就不会有影响。但是,也有人就非常的担心,像我们单位以前也有,在怀孕3个月的时候,最后忍不住还是做人流了。一般怀孕以后,我们就基本上不给予任何治疗了。所以孕妇是很伟大的,好多一旦怀孕以后得的病很多都要坚持,坚持到生完小孩才能接受治疗。

问：我的爸爸是后背及下腰长了水痘，就诊的时候说是带状疱疹，打了6天针，以为好了，但是现在出现了一个浑身无力的症状，想问问这是不是带状疱疹引起的？该怎么办？

范团起：一般来讲带状疱疹也可以引起乏力，乏力一般不是很厉害，除了带状疱疹以外，还要考虑他有没有感冒等情况，如果带状疱疹控制住以后又有乏力的现象，就要进一步找原因。

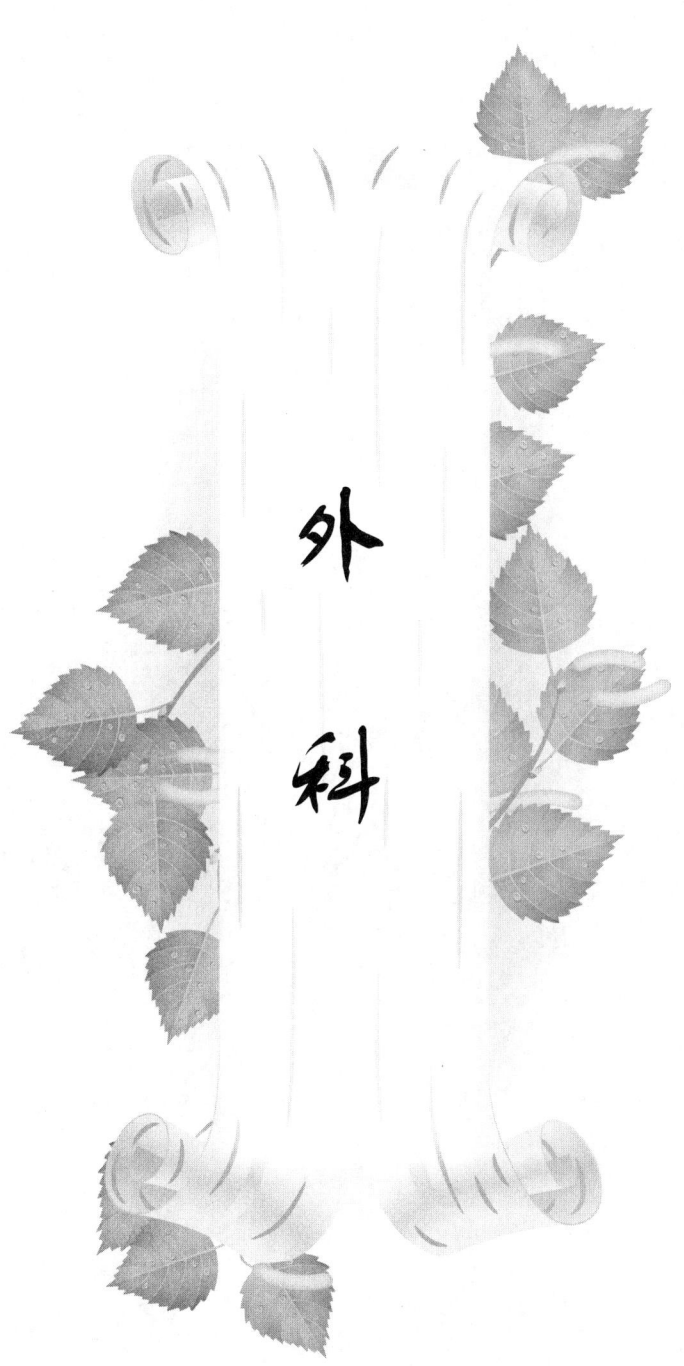

有"痔"要当心

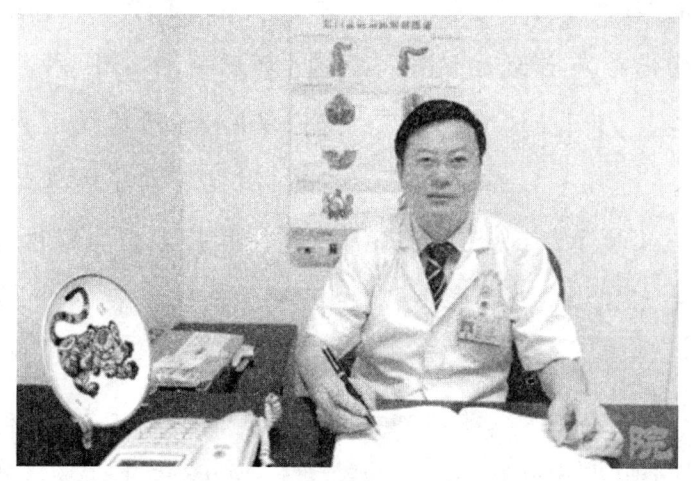

邓业巍,男,中共党员,郑州人民医院肛肠外科主任,学科带头人,主任医师,硕士生导师。

毕业于河南医科大学,从事外科工作20余年,现任中华中医药学会肛肠分会常务理事,中国中医药高等教育学会临床教育研究会肛肠分会常务理事,中国医师协会中西医结合学会肛肠专家委员,被评为"全国肛肠知名专家""全国肛肠知名教育专家",被授予"全国肛肠学科先进名医工作室",河南省中医(中西医结合)肛肠专业委员会常务理事,被授予"河南省肛肠名医工作室""河南省肛肠学科知名专家",河南省抗癌协会大肠癌专业委员会委员,河南省普外学会肛肠外科专业委员,河南省中医外科学会常务理事,郑州市医师协会普外专业委员会副主任委员,郑州市中西医结合学会肛肠专业委员会副主任委员;河南省痔疮微创新技术临床培训基地主任。先后在北京大学第一医院、北京解放军总医院、上海第二军医大学长海医院、上海中医药大学曙光医院进修普外科及肛肠外科,擅长肛肠外科各类手术,包括左右半结肠癌根治术和直肠癌超低位保肛术,先进的PPH手术,率先在省内开展RPH手术,复杂肛瘘手术,直肠脱垂手术,对便秘及炎性肠病的治疗有独到的认识,对重度环状痔行PPH术具有丰富的临床经验,开展的"直肠癌"超低位保肛术,已达到国内领先水平,避免了造瘘——"人工肛门"的不便,明显提高了患者的生活质量。并经常被邀请到全省多家医院进行肛肠方面专题讲座及结、直肠癌手术,肛门部疾病手术;在国家级期刊发表论文20余篇,参与编写专著2部,获河南省医药科技进步奖一项,郑州市科技进步奖一项,并多次被邀请到省市电台、电视台、大河健康网等做关于结、直肠癌及大肠、肛门疾病的健康知识讲座。

河南农村广播《健康河南》节目特邀嘉宾。

◇ 得了痔疮很痛苦吗?

不是所有的患者都会相当痛苦,痔疮可分为三种:内痔、外痔、混合痔。其中内痔又分为四度:一度出血;二度出血伴肿物脱出,可自行还纳肛内;三度出血伴肿物脱出,需用手还纳;四度肿物脱出,不能还纳肛内。一般情况下,痔疮对人的首要危害就是出血,长期的出血又会导致贫血。

◇ 青少年也会得痔疮吗?

现在我们科就住着一个14岁的中学生。他因为住校生活不规律,吃蔬菜比较少,坐的时间也比较长,然后就是便血,便血整个就是一星期。然后我在门诊接诊,到那一看,小伙子就是面色苍白,然后我一检查,那个痔疮很大,糜烂,出血呈喷射状,所以入院一检查血常规,血红蛋白4.6克,正常人是12~15克。首先痔疮危害就是贫血,大出血甚至并发休克。好长时间了,又难以启齿,小孩子隐私。所以说我奉劝广大观众,只要大便的时候有出血,或者是肛门肿物突出、肛门瘙痒,应该及时到肛肠科去看,不要难以启齿。

◇痔疮的发病率是多少?

痔疮是个小病,但是发病率相当高,俗语说"十人九痔",我们的最新统计显示,肛肠疾病的发病率在人群中约为50%,其中痔疮占98%。

◇为什么司机的痔疮发病率很高?

司机发病的确实比较多,因为他长时间保持坐位,而且生活不规律。

有这样一个病人,50岁,确诊是混合痔,是司机。大家都知道,司机长期久坐,而且饮食不规律,是一个常见的病因。他来的时候,主要症状就是肛门肿物突出,且合并有便血,经过检查发现为混合痔。相对来说,比较典型,病程比较长,反反复复出现这种便血,便后肿物突出,自己不能回纳。然后又长期久坐,可能会出现一些比如肛门的瘙痒,除了便血,还有走路的时候肛门的异物感比较明显,来检查的时候,他的痔疮已经很重了。

◇还有哪些群体容易患病？

最新的流行病学调查研究,患这类病的前五位职业,第一是司机,第二是教师,第三是机关企事业单位的管理人员。还有专业技术人员,服务员,过去叫营业员之类的。长期久坐容易导致痔疮,长期站立也一样,因为长期站,引起肛门部的血液回流障碍,所以说你久坐久站都容易得痔疮。

◇痔疮是怎么形成的呢？

痔疮有两种理论,一种理论是肛垫下移肥大出血,这是肛垫下移理论。另一种就是静脉曲张理论,所谓静脉曲张就是肛门周围齿状线附近的动静脉团,如果你长期站或者长期坐,回流不好,就是血液回流不上去。回流不上去积到那个地方,容易形成静脉曲张,如果单一用一种学说是解释不了痔疮的,所以这是两种学说,是目前在国际上大家公认的,就是静脉曲张理论和肛垫下移理论。

◇痔疮分为哪几种？

痔疮分三大类,内痔、外痔、混合痔。内痔主要是以便血为主,齿状线以上的,我说的很专业了,但从外边是看不到的。外痔伴有疼痛、肛皮肤周围有肿块,混合痔就是内、外痔都有,它就是齿状线附近的,我们叫肛周齿状线的静脉丛互相沟通了,叫作混合痔。内痔一般伴有便血,外痔主要是以疼痛,肛周异物瘙痒为主。混合痔就是兼内痔和外痔,有出血、异物感并伴有瘙痒。

◇哪种痔疮发病率高？

这个倒是没有统计,是内痔多还是外痔多呢？但是整个在肛肠疾病里边,都统称为痔疮。肛肠疾病不仅包括痔疮,还有肛裂、肛肠脓肿、肛瘘,其中痔疮占98%。就是说这个病在肛肠疾病当中发病率是相当高的。

病例分析

患者:我得了混合痔已经有30多年了,最严重的时候,我每天大便肛门向外翻出来,需要抬脚把它顶上去,要不然不会恢复。还经常出血,我的工作是旅行社的导游,要带客人爬山和走路,这么一来就严重影响我的工作,影响我的生活。

邓业巍:听这个导游叙说他的病史,他是个三度的痔疮,痔疮分一、二、三、四度,他是三度。一度就是便血,看不到肿块,二度是便血,解大便的时候有肿块,但它自己会回纳到肛内。三度是便血,肛门肿物突出,但是它自己回不去肛内,就像这个导游说了,我需要往上顶,但一般人现在都是洗一洗用手把它托回去。四度就是你用手还纳不过去了,我们称为嵌顿痔,卡在那里了,导游为什么容易得呢？他是上山走路多,站的时间长,我们经常遇到是有人说我去某某地方旅游了,旅游了半个月回来痔疮犯了,而且去旅游的时候,饮食也不规律了,我们经常跟别人说你要是旅游,要保持肛门部卫生,然后经常做提肛动作。以免掏了钱跟着大队走了,也没有尽情地享受旅游的乐趣。我们经常遇到这种情况,前一段就遇到一个,去台湾什么8天几夜游,那个老太太就说,我就是没有旅游,痛得受不了。

◇痔疮的发病率和年龄的关系?

统计学显示,25~64岁之间是发病率最高的,25岁以下的,或高于64岁的发病率减低了。诱发因素就是25~65岁之间,随着年龄的增加,就是我刚才讲的肛垫理论,动静脉血管神经结缔组织之间退化了,退化以后,再加上劳累、辛辣刺激等,大便蹲的时间长,或者走路站立时间长,韧带断裂了就脱垂、肥大、出血了,就是痔疮。但是随着年龄的增加,60岁以上,肛门又松弛了,有痔疮它也没症状,所以调查出来发病率感觉低了,我们说痔疮就是治症状的。好多广告说根治,大家千万不要轻信这个根治痔疮,全世界的标准或者中国的标准重在消除症状,而不是根治,没有说根治的。我症状没有了,就可以不治了,但过去那种观点我见痔非要给它切掉。我们遇到的好多大便失禁的,就是见痔就治导致的。美国一个协会主席说过"我们不治没有症状的体征,也不治没有体征的症状"。

◇如何预防痔疮?

多吃蔬菜水果。多吃蔬菜水果的人患痔疮的发病率明显减低,经常吃大鱼大肉的,辛辣刺激的,那就患病多。还有你的工作环境,高温、高热、潮湿的。过去这几种诱因大家都知道,因为中国40年没有做全国的肛肠病流行病调查,新增加了两样因素,一个是你的情绪,爱着急的,就暴脾气的那种。再有就是长期吃药的,吃医治胃肠道动类的药,或者吃止疼的药,这样患病率也高了。过去是没有这两方面统计,大家都认为辛辣刺激的,或者劳累的容易得。特别是受到重大刺激的,发病率就高。

◇女性的发病率更高吗?

女性痔疮的发病率较男性稍微要高一些,尤其是一些年轻的女性,饮食方面大家可能都喜欢吃比较辛辣刺激的东西。尤其是30岁左右的女性,有时候跟怀孕、生育都有一定的关系。怀孕期间雌激素水平比较高,雌激素可以引起肛垫里边的静脉曲张、迂曲,这跟雌激素有关。怀孕期间随着月份的增加,子宫增大,压迫盆腔的组织,使静脉回流受阻碍。这个女同志患病率比男同志高。过去还有一种说法,女同志"十人十痔",也就是说,她患病率比男的要高,但是说到怀孕,现在又放开二胎了,生二胎的要比生一胎的发病率高,剖腹产要比顺产的患病率高,而且难产的更高。

◇直肠癌也会便血,那它们之间有什么区别呢?

首先便血的时间不一样,痔疮或者肛裂一般是便前或者便后,直肠癌基本上解大便的时候,同时就出来了,而且它的颜色也不一样,结、直肠癌的颜色一般都是暗红色的,痔疮和肛裂都是鲜红色的。再有就是和大便之间的关系,痔疮和肛裂的出血一般和大便是不相混的,大便是大便,血就是血。但结、直肠癌基本上和大便混合在一块,同时还伴有脓液血便。有了便血的症状,一定要到正规医院的肛肠科做检查。

◇如何手术治疗痔疮?

现在我们都是微创,特别是我们科的理念就是微创无痛,因为大家都认为,这痔疮做手术疼得受不了,好多人都不想去了。我们现在治疗用的是 RPH 套扎,这在国外是作为首选的。然后我们还推出 PPH、TST 都是微创的。创伤小,恢复快,甚至有的就不疼。

医生答疑

问:我于 2014 年断断续续地出现了痔疮、便血这种现象,一般自行用了痔速灵片和马应龙麝香痔疮膏,然后就好了。但是 10 天前再次出现了便血,肛门出现了红肿,并伴有便秘,服用了 2 盒黄连上清丸但是还是没有改善,前 4 天延迟了几天的例假也来了,量少。每次下蹲大小便的过程当中,肛门都会出现一些喷血、滴血,前天在厨房和厕所、客厅出现了 3 次晕倒,昨天洗澡的时候再次晕倒,去医院检查为重度贫血,想问一下这是不是和痔疮有很密切的关系,另外这种情况该怎么办?

邓业巍:这个贫血肯定和痔疮有关系了,喷血相当严重了,如果轻度的一般就是大便手指上染血,有的是滴血,像喷血就相当厉害。你还出现了几次晕倒,那说明贫血了,我建议你查个血常规,看血红蛋白有多高,正常是 12~15,如果低于 8 克那就要输血了。如果采取保守治疗,首先不吃辛辣刺激的,保持大便通畅,刚才你说你有便秘,我建议饮食调理。便秘现在最新研究基本上肠道菌群失调了,可以喝点益生菌的酸奶。

问:我是 3 年前在小医院做了两次痔疮的手术,术后感觉肛门变窄了,大便时用力就肛裂,一直用的是康复新液,涂好了,大便时总是裂,就这样反反复复了 3 年,很麻烦,想问一下医生这种情况还能够再手术吗,是不是要进行扩肛手术?

邓业巍:你反复做了 2 次,我们要具体情况具体分析,如果是瘢痕了那就需要扩肛了,如果你要是痔疮做了,又得了肛裂,那也需要再做手术了,我们把肛裂切除,这样会解除你的痛苦,如果你每次解大便都要撑开,你到医院去检查一下,到底是肛裂还是瘢痕,如果是瘢痕,就需要扩肛治疗。

肾病防治和肾移植

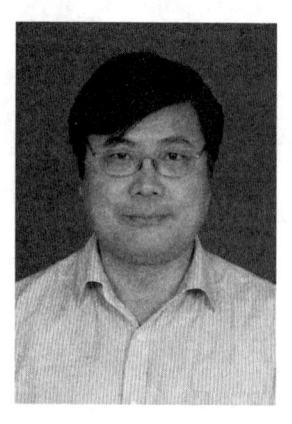

丰贵文，郑州大学第一附属医院肾移植科主任，医学博士，教授，主任医师，硕士研究生导师。

中华医学会器官移植学分会移植感染学组委员、河南医学会器官移植分会副主任委员，中国医疗保健国际交流促进会肾脏移植分会常委，中国血液净化专业委员会委员，河南省器官捐献委员会委员。《国际血液净化与移植杂志》《器官移植》等杂志编委。2002年郑州大学泌尿外科硕士研究生毕业，2005年南方医科大学肾移植专业博士研究生毕业，2011年作为访问学者在挪威奥斯陆大学附属医院器官移植中心工作和学习。从事泌尿外科、肾移植及血液净化工作25余年，主刀完成了肾移植手术1 000余例，儿童肾移植70余例，至今保持"河南年龄最大（79岁）受者、全国最大年龄（76岁）供者及全国年龄最小（4岁）、体重最轻（10.7千克）受者的肾移植记录"；主持参与省部级科研课题4项，目前研究方向"器官移植免疫个体化治疗""肾移植术后免疫状态评价"，在国内外期刊发表论文60余篇，其中SCI收录2篇，中华系列期刊10余篇，参编专著3部，获国家发明专利1项，培养硕士研究生7名。

河南农村广播《健康河南》节目特邀嘉宾。

◇ **肾出现问题很严重吗？**

对的，当你的肾脏出现问题以后，身体的代谢往往处于负氮平衡，体内的含氮废物与水分无法正常排出，所以说肾病患者不能多食、多饮，长时间就会消瘦。另外，消瘦也多见于1型糖尿病的病人，但是他们表现为多饮、多食及多尿，也就是我们通常讲的"三多一少"。而2型糖尿病病人发病前常有肥胖，若得不到及时诊治，体重也会逐渐下降。

◇ **出现这种情况的病人多吗？**

基本上大多的肾病病人都会出现这些症状，当进入尿毒症期，病人就需要以透析替代肾脏来维持生活。透析虽然解决了一部分水电解质平衡的问题，但是体内的代谢仍处于紊乱的状态，另外透析还会带来很多副作用，所以说这些病人是非常痛苦的。

◇ **什么是尿毒症？**

尿毒症就是指慢性肾衰的尿毒症期，它有一个慢性的发展过程。尿毒症发病在我国以肾小球肾炎最多，其次是糖尿病，糖尿病继发性地引发糖尿病肾病，它实际上是可以预防的，可以预防的还有肥胖相关性肾炎等。

◇ **除了尿毒症和肾衰竭，肾病还有哪些种类？**

还有一类就是药物相关性肾病，比如在西方国家用的镇痛药很多,如非那西丁会损伤肾,在我们国家这种就相对比较少,但是由于现在西药的引进,这类肾病也在不断增多。

◇ 如何预防糖尿病肾病?

糖尿病肾病是可以预防的,首先最主要是控制饮食,严格控制糖的摄入,加强锻炼,然后适当用一些降糖药控制血糖;肥胖的问题呢,我觉得还是跟生活方式和饮食结构有关。

◇ 肾病早期有什么临床表现?

在肾病的早期,如果稍留点心,就会发现自己的尿液中有较多的泡沫。这时候要到医院检查一下,看看尿液里面是不是有蛋白。糖尿病主要表现是"多尿",早期没有损伤肾小球的话,没有那么多的泡沫,当高血糖影响肾小球功能的时候,就会产生蛋白尿,这时候泡沫就多了。晚期喝进的水排不出,就会水肿。早期除了泡沫尿,还会出现纳差、乏力。

◇ 纳差、乏力是胃有问题吗?

对,是消化系统出问题了。还有就是肾性高血压引起头晕。肾病通常有高血压损害,高血压是主要的并发症之一,实际上是可以控制的,一旦控制不好,就会加速心脏的缺血缺氧,反过来又加速肾脏损害,这样就会产生恶性循环。

◇ 眼肿是肾不好的信号吗?

这是局部性水肿,到底肾脏有没有问题,首先要检查有没有蛋白尿和高血压,这些都是早期的表现。到了晚期,主要表现就是肌酐升高,其他病症如贫血、肾脏萎缩变小,这是我们常见的慢性肾炎,但是对糖尿病肾病来说,肾脏通常不会缩小,而会增大。

◇肾病会导致面色不好吗?

当肾功能不全发展到一定程度,特别是到Ⅲ期以后,它会影响血红蛋白的合成,病人会出现贫血,面色发黄。面黑往往是毒素排不出造成的,包括许多免疫复合物毒素都沉着在皮肤上了。

◇体检能排查出肾脏出了问题吗?

通常查尿常规就可以查到,只要出现蛋白,首先要考虑肾是不是有问题。另外高血压也是一个信号,要结合到一起考虑。

◇肾源的问题?

目前尿毒症最佳的治疗方法是肾脏移植,但是由于供体来源的缺乏,所以很多病人都是在透析中等待,等待过程中又出现很多的并发症,增加医疗费用,有些病人因为不适应,透析过程非常痛苦,这样就增加了病人及整个家庭的精神和经济负担。

◇肾病都会引起哪些并发症呢?

主要说一下血液透析引起的并发症,最大的问题就是透析失衡及随后产生的一系列生理变化,常表现为恶心呕吐、食欲缺乏、高血压、心律失常。有时候透析机器设备、管道会对血液白细胞产生影响,有些病人会出现肺部感染、发热、心力衰竭,严重时甚至危及生命。

◇ 肾源很紧张吗？

河南省肾脏移植，这两年基本上都在500例左右，去年做了510多例，今年已经做了460多例，我们郑州大学一附院2014年做了170多例，2015年做了238例。很多病人在无奈的等待之中。河南省的尿毒症病人也有过统计，大约有22 000，有能力做肾移植的病人，应该在10 000～12 000之间。而从2010年3月2日开始，我们国家尝试了试点器官捐献，在卫计委和国家红十字总会的领导下，进行了3年的预试，建立了国家的器官捐献体系、器官分配体系、移植体系、术后监管体系，现在就有途径，有路子了。

◇ 器官捐献怎么做？

基于国家的《器官移植管理条例》，河南省卫生厅和河南省红十字会联合下达文件，只要是志愿遗体捐献的健康人，都可以到当地市、县区红十字会进行登记。器官移植是前几年没有肾源的时候，大家认为可能是解决尿毒症的一种治疗方法，但是在临床实践当中，活体器官捐献，我们认为它是一种不得已而为之的治疗方式。对捐献人来说，是为了解决亲人的痛苦，为救亲人，无怨无悔地捐献一个肾脏。虽然从临床上说，捐献者以后的生活、生命不受影响，但毕竟是动了手术，下雨时伤口还是会不舒服，做重体力劳动也是不行的。另外切除了一个肾脏，总储备功能就减少了。

◇是不是换了肾以后就进入保险箱了呢？

也不是。换了肾以后，病人需要口服抗排斥药物。大剂量抗排斥药物会抑制人的免疫功能，容易造成机体感染。还会引起移植肾中毒，肌酐难以降到正常。但如果抗排斥药物用量太少的话，又会产生排斥，所以就需要维持一个不排斥也不感染的平衡，这就需要很有经验的医生调整药量。

医生答疑

问：孩子3岁就被诊断肾出了问题，是一个肾小球硬化，这是先天性的还是后来的呢？

丰贵文：从病理诊断上只能看出是肾小球硬化，但是儿童肾病，许多都是先天性的，因此我们也给许多的尿毒症儿童做了基因检测。国外也有报道，许多儿童肾病是基因缺陷问题产生的。儿童肾移植受体，我做过最小的是4岁。有一个手术后都7年半了，是他母亲给他捐献的肾脏，还有一个是做了外来的，也就是公民逝世后捐献的肾脏，也是4岁。

问：我肌酐1 000多，钾不高，住院后磷高一点，想问一下是先透析好还是先换肾好？另外是一个甲状腺功能减退症病人，能做肾移植吗？

丰贵文：可以。病人的肌酐1 000多的情况下，往往已经存在水电解质失衡问题，心脏未必能够符合手术条件，要先做透析调理机体，如果要做移植的话，等待合适配型的肾脏需要一段时间，所以应先做透析。

聊聊尘肺病

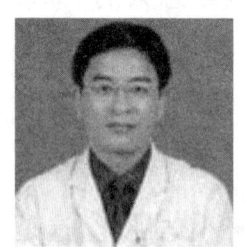

魏立，主任医师，教授，医学博士，硕士生导师。河南省胸部肿瘤诊断治疗中心主任，肺移植病区主任，胸外科副主任。海峡两岸医药卫生交流协会胸外科专业委员会常委，河南省呼吸重症学会肺癌专业委员会副主任委员、肺癌学组副组长，河南省微创外科青年副主委，微创胸外科学组副组长，郑州市胸心血管外科副主任委员。河南肺移植第一人，带领团队成功独立开展双肺序贯移植及单肺移植。国内首创肺结节的带刻度银夹定位法，微创确诊治疗肺结节。

河南农村广播《健康河南》节目特邀嘉宾。

◇什么是尘肺病？

每次谈到这个尘肺的时候，说实在话，我们的心情都是非常沉重的。因为我是个外科大夫，每一次做手术拿掉这些尘肺病人的肺的时候，肺是沉甸甸的，我的心也是沉甸甸的。因为很年轻的病人因为尘肺就无法正常生活、工作，导致整个家庭都陷入了贫困。

尘肺就是长期大量吸入一些粉尘造成的，主要的改变是这些粉尘在肺内沉积的时间长了以后引起肺的间质纤维化。发生纤维化以后,肺就失去了自身的功能,然后病人因为缺氧会导致他无法正常生活、工作。

◇尘肺会导致呼吸疼痛吗?

这个问题要从尘肺的起源开始说,病人在开始的时候,一般只是感觉呼吸费力,还达不到呼吸困难,然后随着疾病的进展,反复发作的气胸、感染等,会导致病人的肺越来越差,然后再加上感染,引起胸膜粘连,这个时候病人呼吸时,就会引起剧烈的疼痛,所以病人为什么说他呼吸很痛,就是这个意思。

◇尘肺病的其他症状有哪些?

像咳嗽、咯血,有一些病人甚至大咯血,危及生命。还有就是发热、哮喘,这些情况都是尘肺病人非常常见的一些症状。

◇吸入PM 2.5会得尘肺病吗?

我们可以这样说,就是吸入我们人体的粉尘大小颗粒是不同的,PM 10就是10微米的颗粒,然后PM 2.5就是直径是2.5微米的颗粒。这个PM 2.5颗粒吸入肺内以后,的确是不能够排出的,在肺内会沉积,长时间的作用,这个肺肯定会发生纤维化。这个纤维化的途径有两条,最终有两种结果,一个可能会导致肺癌,还有一个就是刚才咱们说的,纤维化以后,它跟尘肺不是很一样,为什么说不一样呢?尘肺它是吸入的颗粒物,这个颗粒物包括有机的和无机的,所以导致的尘肺也就是有机颗粒物尘肺和无机颗粒物尘肺。但是,我们说的PM 2.5有很多种,像汽车尾气,还有扬尘,这里面有很多,可能扬尘里面的PM 2.5更接近于固体无机颗粒物一些，这个最终的结果能不能导致尘肺，的确现在还没有一些权威的资料告诉我们。

◇ 引起肺纤维化的原因有哪些？

肺纤维化里面有特发性纤维化和有原因的肺纤维化。特发性纤维化就是病人没有任何致病原因，也不是粉尘，也不是其他原因，就是没有原因导致它发生肺纤维化。这种情况下的病人，一般的生存时间都不会超过半年，非常快，一旦发生以后，在半年之内，病人如果不换肺，就进展为极度呼吸困难，然后这个病人就会死掉了。

◇ 尘肺如何治疗？

尘肺的治疗在不同阶段会有不同的治疗方法。早期，我们最关键的是一级预防，肯定是首先要离开这个环境，尘肺环境。第二个是二级预防，就是我们在早期的时候肯定要洗肺，洗肺也是我们国家特有的，在国际上也是比较有名气的，像俄罗斯、美国都会到我们这儿洗肺，就是把这个肺内的颗粒物，沉积的颗粒物洗出来。就是把大量的灌洗液灌入肺内，然后再抽吸出来，这时候我们会看到灌进去的是清水，然后抽出来的都是黑水。每一次灌洗这个肺，需要 1～2 小时，一直灌到这个水的颜色是白色的为止。

◇ 吸烟对肺有何影响？

对于吸烟来说，我们现在说的是第一手吸烟，就是对吸烟者本人会造成的危害，这叫一手烟。二手烟就是你吸烟的时候，对周围的人造成的危害。现在还说有三手烟。三手烟就是吸烟和周围的人的衣物上或者是头发上吸附的一些颗粒,然后你更换了环境以后,它仍然会对其他人造成危害。这是三手烟,三手烟的危害也是非常大的。

◇ **油烟对肺有危害吗?**

因为中国烹饪的特点就是有较多油烟,对中国家庭妇女危害最大,所以它和吸烟导致的对于人肺的损害,不像尘肺的这种损害,而是说它导致肺的一些改变。比方说,导致肺细胞发生改变,发生癌变这种情况,吸烟和油烟主要是会导致肺癌的发生。

◇ **吃血可以清肺吗?**

中国老百姓总结的一些习俗、一些经验的确是很有用的,但是这个方面我不是很了解,但是我知道如果你吃的是比较好的血制品,像鸭血、鸡血,这些情况的确是对人是有好处的。首先第一个就是它可以对人体补铁,特别对于女性朋友,因为特殊的原因失血,所以补血它是一个比较好的,但是你大量吃了一些动物血以后,会造成肠道的功能抗剂,比方说你大便的次数增多了,这个的确对肠道的清理有一定的作用。至于对肺部有没有好处,还没有确切的研究证明。

◇ **形成尘肺的时间跨度是多久?**

这个时间主要取决于病人吸入的量,如果他吸入的量比较大的话,另外病人自身的体质又比较特殊,可能发病的时间就比较早,像两年、三年都有可能得;如果他吸入的量少,自己的体质又比较强的话，五六年、七八年都有可能。

◇尘肺的中晚期症状是什么？

到了中期的时候，一般来说，并发症都会出来，像经常发作的气胸，还有一些咯血，还有胸痛，这些并发症都会出来。这个时候如果继续再往下发展，病人就要自己在家吸氧了。这时候我们可以看到来就诊的很多病人就是自带制氧机，就是他自己就会制造氧气了。

◇什么是换肺手术？

换肺在全世界范围内开展得最晚，手术风险最大。主要的原因有几个：第一个肺是我们人唯一能够供养的器官，这个如果没有了，人就无法生存。第二个就是肺是跟外界相通的，我们没有办法保证吸入的空气，都是无菌的，这个过程就存在感染，感染肯定要发生。换过肺以后，我们要用一些药物，让接受新肺的人不把这个肺排斥出去，这个排异药物又加重了感染，所以这就是个恶性循环。

病例分析

有一个患者家属，说他的爸爸患有支气管炎、肺气肿，还说也有这个尘肺，这一次可能是感冒了，又累又喘，呼吸特别的困难，而且也出现失眠现象。同时，他还经常出现发冷、发热的现象，食欲也不太好。还有一点反呕。发病可能有一周多的时间了，这属于什么情况？

魏立：这个病人的情况是个很典型的慢阻肺，就是说慢性阻塞性肺疾病。这是一类疾病的统称,像尘肺到晚期的时候也会形成慢阻肺,就是纤维化以后导致的肺的功能改变,像肺大泡等情况都会出现。这种情况下一般我们还是建议病人首诊是呼吸内科,到呼吸内科看一看,至于你说病人出现消化道症状,还有一些失眠这些情况,也是这个疾病本身导致的。因为缺氧以后,病人的大脑还有胃肠道都处于缺氧状态,这个时候病人就会出现失眠、烦躁,甚至头痛,还有一些吃东西不消化的情况。

医生答疑

问:我从去年开始就有咳嗽喘气,还有痰,稍稍做点什么就喘,上不来气。起初以为是尘肺,因为我以前在粉石厂干过1年,后来去了职业鉴定,说不是尘肺。那会是什么样的疾病呢?

魏立:喘和痰这些情况,这个病人存在,第一,他有工作的经历;第二,有发生尘肺的这些症状,所以这种情况下,一般来说是应该去正规医院看一下。看一下有两方面,第一个可能是在早期,没有查出来,因为疾病没有进展到这个程度,拍X射线片是看不到的。第二个,也可能是其他疾病,比方说是支气管炎,还有一些哮喘,这些情况都有可能,就是说接触高危环境的人不一定都得尘肺。

烧伤后的处理措施

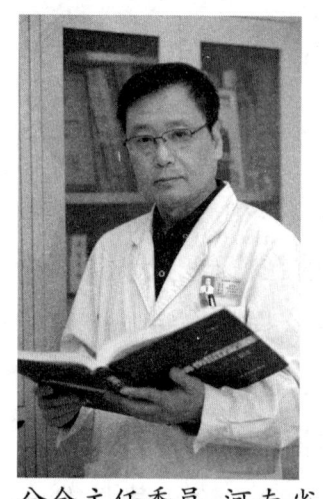

夏成德，郑州市第一人民医院烧伤中心主任，主任医师，医学硕士，河南大学教授，硕士生导师。现任国家科学技术奖评审专家，中国医师协会烧伤分会常务委员，中国医师协会瘢痕整形专业委员会委员，河南省烧伤治疗与康复学分会主任委员，河南省烧伤外科学分会副主任委员，河南省显微外科学分会委员，郑州市烧伤分会主任委员，河南省医疗事故技术鉴定专家库成员，《中华烧伤杂志》《中华损伤与修复杂志》编委。郑州市专业技术拔尖人才、郑州市学术技术带头人，获郑州市首届名医称号。

从事烧伤整形工作近30年，曾在美国休斯敦Shriners烧伤医院学习。擅长治疗各种原因引起的烧伤、各种疑难创面的皮瓣修复及功能重建、烧伤后期的瘢痕整形等。

河南农村广播《健康河南》节目特邀嘉宾。

据统计，每年因意外伤害死亡的人数中，烧伤排在了第2位，仅次于交通事故。而且在交通事故当中伤害最大的恐怕也就是烧伤了。资料还显示，烧伤的发生率在中国的人口当中的比例是

0.5%~1.0%，而且工业城市的这种发病率还会更高一些。在人群当中，男性和青壮年烧伤比较多见，家庭当中像学龄前儿童更是烧伤的重灾区了。据了解目前中国每年发生烧伤的人数有近千万，而且住院治疗的达到了数十万之多。烧伤严重的这个情况相对来讲还会造成人死亡，烧伤后还有很大的一些工作需要做，比方说像外观、体形及功能、心理方面都会对烧伤病人造成很大的影响。所以，烧伤应该引起广大观众朋友的注意。

◇ 哪些情况下容易出现烧伤？

其实现在烧伤是比较常见的，因为我们烧伤科是河南省一个重点专科，烧伤病人确实住得比较多。但是烧伤也是一种意外，烧伤包括一些热液的烫伤，比如热水、热汤、热油等的烫伤。

◇ 因为电源起火的烧伤很严重吗？

对。就是火焰烧伤比较多了，包括一些汽油的火焰烧伤，做饭时的液化气火焰烧伤，还有一些电的电弧火焰烧伤，还有汽车着火以后的火焰烧伤。

◇ 因为意外烧伤的病人很多吗？

对，比如拔火罐也可能烧伤，我们每年也遇到过几例，就是它是乙醇，乙醇有时候挥发得比较多一点，有时候洒到衣服上着火引起。还有我刚上班时候就遇到过一个，家里两口子吵架以后，泼了硫酸，这个病人最后就毁容了。

◇烧伤有哪几种分类？

烧伤深度也分程度，包括四个程度，Ⅰ度烧伤，Ⅱ度烧伤，Ⅲ度烧伤，Ⅳ度烧伤。Ⅰ度烧伤就是皮肤的表皮烧伤，它的症状就是疼痛比较明显，比较疼，表皮发红，这是Ⅰ度烧伤，3～4天就能愈合，不起水泡。Ⅱ度烧伤又分为浅Ⅱ度和深Ⅱ度，浅Ⅱ度就是皮肤部分真皮烧伤（一个表皮），皮肤那儿发红，有的起较大的水泡，这叫浅Ⅱ度烧伤，疼度比较明显。这个愈合的过程需要10～14天，也就是两个礼拜左右，一般都能愈合，一般不落什么瘢痕。深Ⅱ度烧伤，就是比浅Ⅱ度烧伤要深一点，但不是全程皮肤烧伤，也起小的水疱（泡），但是疼度不那么敏感，这个愈合的时间得3～4周。深Ⅱ度烧伤是比较严重的。Ⅲ度烧伤更严重了，属于皮肤全层烧伤，皮肤神经末梢都烧坏死了，也不知道疼痛了，这种情况下得进行植皮，会遗留一些瘢痕。还有一个最重的就是Ⅳ度烧伤。Ⅳ度烧伤就是到达组织的肌肉、骨骼了，一般是电击伤会造成这样的深度烧伤。

◇不同程度的烧伤危险程度不一样吗？

是的，浅度烧伤一般不遗留瘢痕，愈合较快。如果是深度烧伤，就是深Ⅱ或者是Ⅲ度、Ⅳ度有可能就需要植皮了，就是取患者自己身上的皮，然后给他植上。还有一种情况就是大面积烧伤以后，自己的皮不够用了，还要取别人的皮，或者用猪皮覆盖。

病例分析

一个6岁的小孩子因为一场意外导致了一个事故,真的是让人挺同情的。这个小孩子我们见到他的时候,好像出现了挛缩,这是一个什么样的状况呢?

夏成德:对,他这就是因为一种深度烧伤,深度烧伤以后,也担心产生瘢痕挛缩,就是头抬不起来。现在这个小孩在我们医院住院,给他做一个整形手术,颈部埋置一个扩张器。扩张器的一个作用就是把正常皮肤给扩起来,利用这个扩张后多余的皮肤修复他的瘢痕。小孩特别是1~3岁烧伤的儿童,儿童皮肤比较薄,容易造成深度烧伤。同样的温度,小孩烫了就重,成年人相对来说比较轻一点。

◇ 现代技术对治疗烧伤病人的成功率和效果上提高很大吗?

原来我们是用一种老方法,我们一个老院长用配方制成了一个烧伤酊剂,治疗了大量病人,但现在随着药物的不断开发,新的技术不断地应用,现在治疗水平确实明显提高了,另外一些瘢痕也比较轻了。

◇ 烧伤后怎么处理?

烧伤以后,要用水冲洗,用水冲洗以后不痛了。不痛了以后,用干净的纱布包扎,及时去正规的医院治疗。如果是小面积的,前面也说到了,用自己买的一些药膏涂一下,也可能就是一个礼拜左右就好了。另外,还有一些不合适的处理方法,什么酱油、牙膏、色拉油,还有碱面,我们经常碰到这些情况。①它这个颜色,我们不好判断这个深度;②它加重了污染,容易发生一些感染;③还容易加深创面,像那个碱面,对烧伤皮肤疱皮不存在者,对烧伤皮肤有一个加深作用,最后由Ⅱ度烧伤变成Ⅲ度烧伤,这种例子很常见,我们经常碰见这些情况。

医生答疑

问:我的孩子左手电烧伤以后,做过手指埋进腿里长出新肉的手术,手术恢复期发现现在的这个手指出现弯曲现象,不知是孩子的手指韧带损伤还是关节问题?想问一下,这种情况能不能采取一些方法进行矫治恢复正常呢?

夏成德:他这个是电击伤,可能会造成一些肌腱坏死,它这个修复一般可能不是埋在腿上,应该埋到腹部皮肤里面。我们经常遇见这样的儿童烧伤,现在住的还有一些这样的病人。埋到腹部皮肤里以后,为了保住他的肢体,利用腹部的皮肤给它覆盖住创面,创面覆盖3周左右以后,肢体再从腹部拿出来。修复之后慢慢会形成瘢痕挛缩,影响功能,这是挛缩的一些情况。后期经过整形手术,有可能给它矫正直。给他肌腱分离一下,松解瘢痕皮肤,可以给他伸直。

问:我2015年12月电弧烧伤后在当地的医院烧伤科住院治疗了3个月,现在面部、下巴瘢痕增生约5毫米厚,耳郭及面颈部植皮后,皮片出现挛缩瘢痕增生这种现象,问一下,这是否正常?还可以进行修复吗?

夏成德:电弧烧伤就是发生一个短路以后,短时间内产生

2 000～3 000度温度造成的烧伤,所以烧伤程度是比较深的。Ⅲ度烧伤以后,需要植皮,最后出现瘢痕,这是一个正常的烧伤愈合过程,但是造成损害了。经过我们康复后、整形手术后,有可能比现在的瘢痕情况恢复要好一点,但是不可能再回到原样,可以做整形手术。

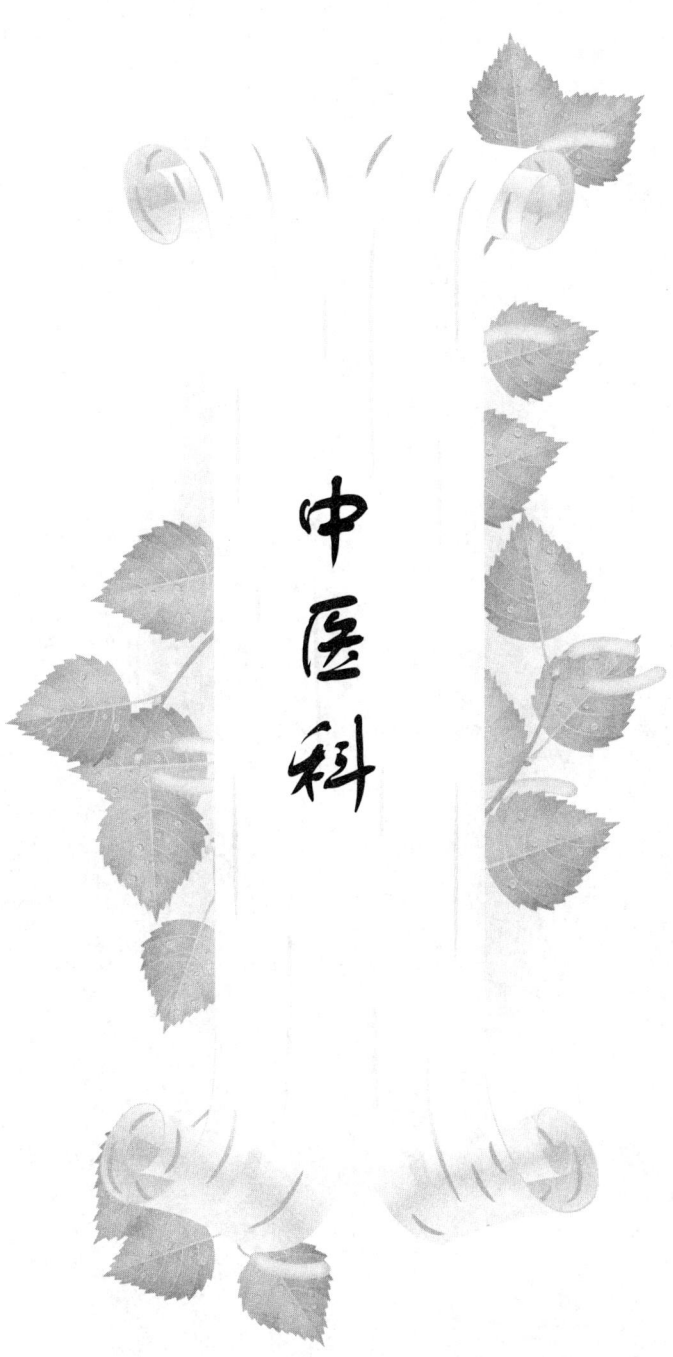

中医科

胃病不可怕，可怕的是认识不足

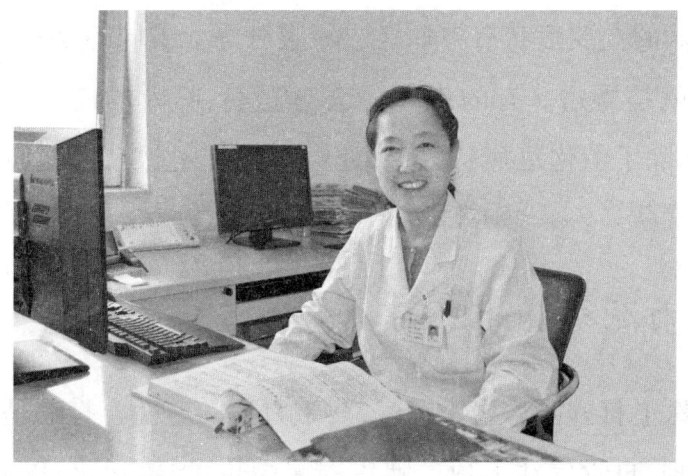

李鲜，主任医师，教授，硕士生导师，河南省知名专家。现任河南中医药大学第二附属医院肝胆脾胃科二区主任，从事临床中医内科医疗、教学、科研工作30余年，谙熟经典，重于实践，博采百家，勤于探索，具有扎实、系统的中医理论和丰富的临床经验，以及系统的现代医学知识。

现任世界中医药学会联合会消化病专业委员会理事，河南省中医、中西医结合脾胃病专业委员会副主任委员，河南省中医、中西医结合肝胆病专业委员会委员，河南省亚健康专业委员会委员，河南省中西医结合专家人才，中华中医药学会会员，河南省肝病专业委员会委员，《河南中医》特约编辑。善于运用中医药知识及中西医结合知识治疗各类疑难杂病,如急慢性胃炎、炎症性肠病、急慢性胆囊炎、急慢性胰腺炎、急慢性肝炎、肝硬化、胆石症等疾病。

河南农村广播《健康河南》节目特邀嘉宾。

◇胃病一般有哪些症状?

胃病的主要症状有胃痛、纳呆、腹胀等。不同的是胃不舒服,中医讲就是胃痞。有的患者还会有恶心、呕吐的症状。时间长了,胃病除了消化道症状以外,还会有精神不振、乏力、面色萎黄等全身症状。

◇打饱嗝属于胃病的范畴吗?

中医上打饱嗝称之为嗳气,属于胃病的范畴。打嗝是胃气上逆的表现,自觉气往上顶。脾胃同属中焦,脾主运化,以升为健;胃主腐熟水谷,以降为顺。饱餐后偶有打嗝属于正常的生理现象。如果过频则属病理现象,说明胃气不降反升,才会频繁打嗝。

◇有人爱放屁,是胃不适的一种反应吗?

这种情况称为失气频。失气是一种生理现象,表明肠道通气顺畅。一天有这么几次,属于正常。过多的话就要按病理处理了。

◇为什么得了胃病会全身不适?

脾胃是后天之本,受纳腐熟水谷和运化精微的地方。如果脾胃病了,运化的水谷精微少了,气血生化乏源,周身营养不足,脑窍、心脏、四肢等功能减低就会出现全身不适症状。

◇ 瘦人容易得胃病吗?

不一定,脾胃同属中焦,脾虚的病人反而容易聚湿生痰,体型不一定是瘦。有些胖人脾胃功能也不好。有胃病的不一定比较瘦,有一部分人因脾虚运化功能差,会虚胖。面色跟正常人相比,缺少光泽,萎黄等。

◇ 胃病产生的原因有哪些?

引起胃病的原因很多,首先和饮食有关:吃饭不规律,吃的硬了、饱了或者凉了都会引起胃不舒服。第二是情绪。生气会影响吃饭和消化。中医讲肝属木,脾属土,肝气太旺会横克脾土,影响脾的运化功能。第三是素体和外感。素体是脾胃本来就虚弱。比如大家一起吃饭,别人没有问题,他却会不舒服。

◇ 出现胃溃疡、胃出血、胃穿孔的病人多吗?

大家能有这样的认识说明健康意识确实提高了。胃出血、胃穿孔是胃病的一些并发症,临床也比较常见。中医诊断中,胃病包括胃痛和胃痞,各自又分了很多证型。发病原因分为内因和外因和不内外因。内因是因情志所伤,就是喜、怒、忧、思、悲、恐、惊;外因是外邪致病,指的是风、寒、暑、湿、燥、火侵袭人体后造成的病症;不内外因指的是饮食、饥饱等。归纳起来就是饮食的问题,情志的问题,外感的问题,素体的问题。中医药在治疗胃病方面非常有优势,疗效显著。

◇秋季有些女孩子衣服未及时添加会对胃有影响吗？

时间久了会有影响。不注意添加衣物容易受凉属于外感。胃病的每型都有它的特点。与饮食有关的多发生在吃饭以后；与情绪有关多在情绪波动以后；外感多在受凉或受热以后，临床上从问诊就可以分清。胃病的治疗需要辨证论治，从整体出发，辨寒、热、虚、实、阴阳及气血。

◇寒、热、虚、实的具体表现有哪些？

比如饮食不慎引起的胃病大多属实证，实证的病人痛时拒按，按时疼痛加重。而有的胃痛病人，揉按之后会舒服就是虚证。受寒的喜暖。用热毛巾捂捂，添件儿衣服，热水袋暖一暖，如果感觉很舒服就是寒证。

◇得胃病的中老年人多吗？

多。不止胃病，其他疾病也是。这和人的生理功能有关，人过中年气血、阴阳开始减少，卫外功能减弱，容易感受外邪。中老年人饮食稍有不慎或稍微受点凉，胃就会不舒服。

◇年轻人胃不舒服不去就诊可以吗？

这是不对的。年轻人工作忙、压力大，身体不舒服不当回事儿，不去医院正规治疗，有时候会越拖越重。不舒服一定要去正规医院接受专科治疗。现在胃病的发病率相当高，胃癌的发病率也在上升。最新统计显示：全世界每年胃癌患者有90多万，我国占40多万。年轻人胃癌发病率在12%左右。胃病的发病率逐渐的年轻化。很多年轻人很不舒服才来看,查了胃镜发现有胃溃疡、十二指肠溃疡、消化道出血,也有不少胃癌的病例。

◇有胃病了怎么办?

我们建议有症状一定要到正规医院去,到三级甲等或者二级甲等医院的消化科大夫那儿就诊。大夫会根据你的情况、发病的诱因、病程的长短制订一个适合你自己的检查和治疗方案。

◇胃病检查都要做胃镜吗?

如果症状时间短,就2~3天,没有消化道出血,医生不会让查胃镜;如果病程超过3个月,时痛时不痛,吃点药好了,或者吃点药不好,建议查胃镜。如果一年发生2次也属于正常,为什么呢?人在大自然中,每天要吃饭要接触这个大自然,饭的冷、热、硬、软它还是有影响的。偶尔不舒服又不是很剧烈,也没有必要非要查胃镜。

◇胃病的患者,除了做胃镜以外,还有没有其他的检查途径呢?

胃镜检查是诊断胃病的首选,老年人、血压高、心脏病的病人等其他一些胃镜的禁忌证,建议做钡餐透视、胃部彩超检查等。其实胃镜没那么痛苦,技术很成熟,1~2分钟进去看一下,稍稍有点不舒服;如果特别紧张、害怕,可以做无痛胃镜,没有任何痛苦。

◇ 钡餐、胃肠彩超检查和胃镜有什么不同？

钡餐、胃肠彩超能诊断出大的溃疡、胃癌，像炎症或者小溃疡的诊断没有胃镜直观。

◇ 幽门螺旋杆菌到底是什么？对胃病有多大的影响？

幽门螺旋杆菌是引起消化道症状的主要致病原因。比如食管、胃、十二指肠的炎症、黏膜病变、溃疡甚至胃癌的发生都和幽门螺旋杆菌有关。幽门螺旋杆菌诊治指南中专门有根除幽门螺旋杆菌的四联疗法，还需根据个人的情况推荐个体化方案。

◇ 幽门螺旋杆菌怎么检查呢

幽门螺旋杆菌的检查方法有四种：胃镜；呼气试验（^{13}C 呼气试验或者 ^{14}C 呼气试验），需要40分钟左右。另外是粪便抗原试验和抽血。抽血只能说明曾经感染过，只作为流行病学的调查不作为诊断。

◇ 中医如何治疗胃病？

从症状、体征、舌象、脉象看是饮食停滞型、脾胃虚弱型，或是肝郁气滞型等。辨证论治，找出病因，确定治疗原则，遣方选药。胃病是中医治疗的优势病种，治疗灵活。比如食滞肠胃证以保和汤为底，再根据临床症状加减用药；肝气犯胃证以柴胡疏肝散或者是逍遥散为方底来治疗。它不像西医得了胃病、胃溃疡，用拉唑类药物,促胃肠动力药物,每个患者都一样。

◇有胃病患者常自己买些药物来调理,这可取吗?

不可取。比如脾胃虚弱症患者,劳累后胃不舒服服香砂养胃丸合适;如果说因食肉、喝酒后,胃不舒服,再服用香砂养胃丸不仅不会缓解症状,可能还会加重病情。饮食不慎导致的胃痛,往往突然发生,且疼痛会持续性加重,痛时拒按,此时的治疗应是消食导滞才对。

◇胃病的日常保养有哪些比较合适呢?

首先,可用大枣治疗。气血不足,或心气不足等有全身症状时加枣以健脾益气。脾胃虚弱证或者胃病的恢复期开方药时加上5个枣、7个枣。《伤寒论》里的方子有加12个枣,这都要根据患者的情况。

其次,山药是河南的本地药材,它的功效是补肺脾肾,益气健脾和胃、固精止带等,但它不适用于胃阴不足的患者。胃阴不足患者痛是隐隐的,时隐时现,口渴,喜欢喝水,脉象沉,阴虚病人舌苔不同于正常的薄白苔,他舌苔少或者无舌苔,严重的看上去像镜子一样,称为镜面舌。

第三,小米粥,反酸、烧心明显的患者不太适合。小米含糖量稍高,个别患者症状会加重。

另外,从西医的角度上讲,胃酸分泌多引起的胃部不适可以用小苏打中和一下胃酸;长期饮用苏打水会使胃酸减少,影响食物的消化。

医生答疑

问：我经常胃部不适、疼痛，吃东西不消化，饿的时候疼痛明显，饭后减轻。这属于什么呢？

李鲜：你的疼痛很有特点，空腹时疼痛明显，进餐后减轻。很像十二指肠溃疡的临床表现。你就是胃病，是典型的脾胃虚弱型。除了脾胃虚弱以外，你还有食滞肠胃的问题。

问：自己胃部不舒服常吃保和丸，这个药能不能经常吃？

李鲜：保和丸适合于饮食不慎，比如说吃多了，吃的快了，消化不好引起的胃部不适。如果没有经过正规的医学培训，有时候你自己不好判断。虚弱的病人空腹的时候胃部不适明显，再用保和丸消食导滞显然是不对的。药要辨证地吃。

关注帕金森病,让生命不再颤抖

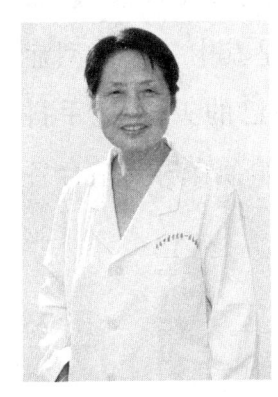

马云枝,教授,主任医师,博士生导师,河南中医药大学第一附属医院脑病二区主任,河南省优秀专家,河南省劳动模范,首届河南省名中医,河南省政协委员,河南中医学院帕金森病研究所所长。

擅长治疗中风、痴呆、帕金森病及头痛、眩晕等疾病。1977年毕业于河南医科大学医疗系,先后在河南中医学院举办的西学中班系统学习中医理论,在北京中医药大学脑病研究室及东直门医院学习,拜师于著名脑病专家、中国工程院院士王永炎教授和全国著名病理学家、北京中医药大学脑病研究室主任黄启福教授。1999年被河南省委、省政府授予"省管优秀专家",2004年被北京中医药大学遴选为博士生导师。目前主要兼任中国中医药学会内科脑病专业委员会常委,中国中西医结合学会神经内科专业委员会常委,河南省中西医结合神经内科专业委员会主任委员,河南省神经病学会委员会委员,河南省医师协会内科分会副会长,郑州市中西医结合学会常务理事,郑州市中西医结合学会内科专业委员会主任委员,郑州市神经内科专业委员会副主任委员等职务。河南省第十届政协委员,曾任郑州市金水区第九、第十届人大代表、人大常委会常务委员。

河南农村广播《健康河南》节目特邀嘉宾。

◇手抖就是帕金森病吗？

手抖不一定都是帕金森病，而且患帕金森病的病人也不一定都有手抖。临床上帕金森病常见的有四大表现：静止性震颤、肌强直、运动迟缓和姿势平衡障碍，震颤抖动只是其中一个典型症状。所以很多病人到医院看病的时候，发现自己的头抖了、手抖了或者腿抖了，就问我是不是患了帕金森病。帕金森病要结合各种因素综合分析而做出诊断。

◇哪些因素会诱发此病呢？

目前对帕金森病病因的研究已取得了相当大的进展，但迄今为止，帕金森病的病因仍不清楚。目前的研究倾向于与年龄老化、环境因素、遗传因素、氧化应激、细胞凋亡等诸多因素导致的多巴胺能神经元的变性死亡有关。帕金森病的发病率和患病率均随年龄的增高而增加。帕金森病多见于60岁以上人群，随着年龄增长，正常成年人脑内黑质多巴胺能神经元会渐进性减少。但65岁以上老年人中帕金森病的患病率并不高，因此，年龄老化只是帕金森病发病的危险因素之一。帕金森病的患病率存在地区差异，不同的地区，患病率也不同，这可能是因为人们居住的环境中存在一些有毒的物质，损伤了大脑的神经元，从而导致帕金森综合征的发生。如长期接触一些除草剂、杀虫剂或经常在铜、锰等重金属环境中工作的人，发病率也明显增高。目前至少有6个致病基因与家族性帕金森病相关，但帕金森病患者中仅5%~

10%有家族史,大部分还是散发病例。脑外伤、缺血、中毒后等诱发的氧化应激损伤、免疫炎症反应、脑神经营养因子缺乏及细胞凋亡等,都能造成多巴胺神经元的损伤。因此,帕金森病的发生是多种因素共同作用的结果。

◇帕金森病和强直性脊柱炎有哪些区别?

帕金森病起病缓慢,早期症状并不十分明显,且存在个体差异。有四大主要症状,静止性震颤往往是发病最早期的表现,常常从头、手或者一侧肢体开始,其后会发展为同侧下肢和对侧肢体,在静止时出现不自主的有节律颤抖,发病时间长达十数年,呈"N"字形发展,变换位置或运动时,症状可减轻或停止。震颤会随情绪变化而加剧。我们称为粗大性震颤。临床有些疾病也会出现震颤,比如甲状腺功能亢进症、自主神经功能失调、失眠焦虑症及神经官能症等,但多为细颤。强直性脊柱炎早期多从单侧肢体开始,患者感觉关节僵硬及肌肉发紧。影响面肌时,会出现表情呆板的"面具脸";影响躯干、四肢及膝关节屈曲的"三曲姿势"。强直性脊柱炎多发于青壮年,有一些跟受凉或者风湿性疾病有关系,另外还可以从实验室检查、医生的临床诊断等做出鉴别。帕金森病行动迟缓,早期患者上肢的精细动作变慢,如系鞋带、扣纽扣等动作比以前缓慢许多,甚至无法顺利完成。写字也逐渐变得困难,笔迹弯曲,越写越小,称为"小写症"。行走时起步困难,一旦开步,身体前倾,步伐小而越走越快,不能及时停步,即"慌张步态"。行进中,患侧上肢的协同摆动减少以至消失;转身困难,以致要用连续数个小碎步才可。同时帕金森病常合并语言减少和声音低沉单调、吞咽困难、流涎、睡眠障碍、抑郁或痴呆等症状。

◇ 帕金森病和痴呆之间有哪些区别？

帕金森病人十有八九合并有便秘。胃肠道平滑肌强直，胃肠道失去动力，蠕动差而出现便秘。且这样的病人便秘时间特别长，1周是非常普遍的，有的病人甚至是2个星期。有的帕金森病患者会叠加痴呆，但是一般的帕金森病人和痴呆是不一样的，痴呆的病人是又呆又痴，没有表情和感觉，计算力、记忆力、动作、行为、意识等都有异常。帕金森病人若不合并痴呆的话，就呆而不痴。比如说他出去了，能行动的话，还能找到回家的路，意识是很正常的，而痴呆就不行。

◇ 帕金森病如何确诊？

帕金森病不像脑出血或者脑梗死有CT或者核磁共振会出现低信号或者高信号这样的金标准。临床诊断非常重要，要做到望、闻、问、切。具体来讲诊断帕金森病至少应存在肌肉僵直、静止性震颤4~6次/秒、姿势不稳（非原发性视觉、前庭、小脑及本体感受功能障碍造成）中的一项特征；支持诊断帕金森病必须具备青岛大学医学院附属医院神经内科谢安木教授提出的单侧起病、静止性震颤、逐渐进展、发病后多为持续性的不对称性受累、对左旋多巴的治疗反应良好（70%~100%）、左旋多巴导致的严重的异动症、左旋多巴的治疗效果持续5年或5年以上、临床病程10年或10年以上等3项或3项以上特征。需要指出的是，虽然辅助检查没有作为帕金森病的金标准，但对确诊排除其他疾病和是否叠加其他疾病是非常重要的。综合分析鉴别诊断之后给予相应的治疗。

◇如何治疗帕金森病？

目前帕金森病尚无特效疗法，应用的治疗手段主要是改善症状，但尚不能阻止病情的进展，目的主要是提高病人的生活质量或者生存质量。帕金森病要及时进行治疗，目前我们主要给予中西医结合治疗。药物治疗是最主要的治疗手段，西医多给予如左旋多巴制剂、多巴胺受体激动剂、抗胆碱能药、金刚烷胺等药物；用药原则是要从小剂量开始，不能一下子就给病人一次一片或者两片药；要慢慢加量，叫作细水长流，不求全效，从滴定量开始。此外手术治疗是药物治疗的一种有效补充，康复治疗、心理治疗及良好的护理也能在一定程度上改善症状。西药美多巴被誉为治疗本病的金药物，但随着病情进展，会出现疗效衰减，不良反应增多，患者不能耐受而被迫停药。中医结合中医整体思维，辨证论治中心思想辨证施治给药，并通过针灸、推拿、火罐等多手段综合治疗。近年来，中医药治疗帕金森病已进行了大量而深入的研究，中医药在改善患者临床症状，尤其是伴随顽固性失眠、便秘、出汗异常及焦虑抑郁等非运动症状具有显著的疗效。由此我们结合中西医的治疗优点，各取所长，综合治疗帕金森病。

◇中医的治疗方式有哪些？

从运动症状来看，像震颤、强直性运动症状，西药的疗效还是不错的，但是对改善非运动症状，像出汗、便秘、失眠或者焦虑配合中药治疗，效果非常好。帕金森病即中医颤证，病位在筋脉；病变脏腑在肝、脾、肾；病因是年老体虚、情志过极、饮食不节、劳逸失当;病机是肝风内动,筋脉失养;病理性质是本虚标实;病理因素为风、火、痰、瘀。并在此基础上把颤证分为风阳内动证、阴虚风动、痰热动风证、气血亏虚证、髓海不足证、阳气虚衰证六大证型。分别给予镇肝熄风,舒筋止颤。方药①:天麻钩藤饮合镇肝息风汤加减,辅以中成药天智颗粒;滋补肝肾,柔筋熄风。方药②:杞菊地黄汤,或独活寄生汤加减;辅以中成药养血清脑颗粒;清热化痰,健脾和胃。方药③:黄连温胆汤,或导痰汤合羚角钩藤汤加减;益气养血,濡养筋脉。方药④:八珍汤,或人参养荣汤加减;填精补髓,育阴熄风。方药⑤:龟鹿二仙膏合大定风珠加减;补肾助阳,温煦筋脉。方药⑥:地黄饮子加减等治疗手段。

◇针灸和拔罐有何效果?

帕金森病是中枢神经系统的慢性进行性疾病。我们通过很多方法,包括药物、针灸、火罐、灸法疏通经络,然后改善或是增加它在病变部位或全身的血流量,让变性的细胞或者组织得到了血流的供应,改善临床的一些症状。

◇帕金森病病人如何康复?

对于已经得帕金森病的病人,首先要有计划、有目的地锻炼,对于已经出现某些功能障碍的患者,要坚持多锻炼。运动应在宽敞平坦的庭院、操场进行;有条件的患者可去健身房,选择适合的运动项目进行锻炼,以活动四肢、颈、腰等。早期患者多进行主动运动,如散步,做简单的体操及线条流畅的健身操。提醒和要求患者尽量维持过去的体力活动和技巧性活动,如养花、种菜、各种维修活动。任何一种形式的劳动和活动,对肌肉都是有好处的。

但不能用单纯的体力运动代替体育锻炼,二者密切结合才是有益的。晚期患者多做被动运动,晚期患者可能发生显著的运动障碍,无法主动运动,应给患者做按摩及被动活动,并尽量保持关节的活动幅度。配合翻身、叩背、皮肤按摩、骨突部保护等措施,有利于预防肺部感染和压疮。运动锻炼要持之以恒,在左旋多巴治疗期间,患者可能发生不可预知的、持续时间长短不定的好转与恶化交替的现象,即通常所说的帕金森病的"开-关现象"。不要因为这种起伏波动的现象而否认运动锻炼的效果,更不能动摇运动锻炼的决心。运动锻炼是长期的事,要有毅力,持之以恒。有的帕金森病病人患病以后,情绪非常低落。我们就鼓励他,别躲到一个角落里,或者是避开人群,这不利于疾病的康复。多给病人进行开导,让他看一些新闻等,而不要只关注自己的病,这样他就可以把心情放轻松些。

◇ 如何预防帕金森病?

帕金森病的预防要从以下几个方面来加以注意:①饮食方面,饮食宜清淡,少油腻。帕金森病患者多半有自主神经功能损害,容易便秘,因此帕金森病患者要积极预防便秘的发生,重点是要改变饮食结构。要在清淡饮食的基础上,多吃粗纤维食物和西瓜、香蕉等有通便功效的水果。此外,多巴类药物不仅要空腹服用,像鸡蛋、肉等高蛋白食物最好晚上吃,以免影响药物疗效,限制蛋白质的摄入,也是帕金森的预防方法之一。患者还需补充身体钙质,钙是骨骼构成的重要元素,每天喝1杯牛奶或酸奶是补充身体钙质的极好方法。但是由于牛奶中的蛋白质成分可能对左旋多巴药物疗效产生一定的影响作用,为了避免影响白天的用药效果,建议帕金森病患者喝牛奶安排在晚上睡前。②避免接触有毒化学药品,如杀虫剂、除草剂、农药等。避免或减少接触对人体神经系统有毒的物质,如一氧化碳、二氧化碳、锰、汞等。③加强体育运动及脑力活动是预防和治疗帕金森病的有效方法,可以延缓脑神经组织衰老。锻炼时,应选变化较多、比较复杂的运动形式。④发现老年人有上肢震颤、手抖、动作迟缓等帕金森病先期征兆时,应及时到医院就诊,争取早诊断、早治疗,正确而系统地治疗。⑤避免或减少应用奋乃静、利血平、氯丙嗪等诱发震颤麻痹的药物。⑥防治脑动脉硬化是预防帕金森病的根本措施,临床上要认真治疗高血压、糖尿病、高脂血症。

医生答疑

问:大多数患者是在60岁以后发病,为什么我的父亲42岁就得了帕金森,主要表现是步态不稳、失去平衡。这是什么原因呢?

马云枝:帕金森病是一种中老年人常见的中枢神经系统变性疾病,经调查表明,我国现有帕金森病患者500万~700万人,每年新发患者达10万人以上,65岁以上人群总患病率为1 700/10万,且随着人口老龄化的加剧,该病发病率有逐年增高趋势,预计未来20年中国帕金森病发病率至少要增长20倍。该病病程约为14年,若不进行有效防治,约半数病人在5~8年后生活不能自理,给病人身心造成极大痛苦,并给家庭及社会带来沉重的经济负担。且有提前发病的趋势,虽在40岁以前发病少见,即青少年型帕金森病,但已占到10%。帕金森病已经成为人类的"第三大杀手"。

难以诉说的隐痛——肝病

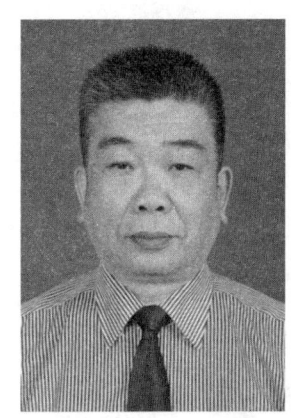

牛学恩，主任中医师、教授、博士研究生导师，河南中医药大学第二附属医院肝胆脾胃科省重点肝病专科副主任。香港注册中医师，河南省中医药学会"黄帝内经"分会副主任委员，河南省中医肝胆病专业委员会常委，河南省中医脾胃病专业委员会委员，河南省中医"112"人才。

多年从事消化系统疾病及内科杂症的诊治，提出"疏肝""柔肝""养肝"治疗肝脏疾病的三部曲，并研制出一系列中药，所创的通过观察"蟹纹、红掌"诊断肝硬化的方法，已被列为省级重点推广项目。2000年，师从于全国著名中医肝病专家关幼波教授学习，深得其传。近年来，在国家级专业杂志上发表论文16篇，主编出版专著5部，其中，《实用中西医结合消化病学》和《消化性溃疡证治与研究》获河南省中医优秀专著奖，获得省科技攻关项目三等奖2项。

河南农村广播《健康河南》节目特邀嘉宾。

7月28号，是世界卫生组织确定的"世界肝炎日"，因为这一天是乙肝病毒的发现者——巴鲁克·布伦博格的生日。2016年的世界肝炎日的宣传主题:"战胜肝炎,从我做起",主要是号召大家关注自身的健康,通过接种疫苗、早筛查、规范的治疗等措施,从而战胜肝炎。根据一个流行病学的调查显示,乙肝是危害中国人口健康的重要传染病之一,在中国国家法定的传染病报告系统当中,约占总传染病总数的1/3,全球3.5亿的乙肝病毒感染者中中国占了近1亿。与乙肝相关的死亡人数,全球每年大约有70万人,中国占了近50%。乙肝这个病不仅危害大家的健康,同时还给个人给国家带来重大的经济损失。据统计,因为乙肝,中国每年的直接经济损失为3 000亿~5 000亿元。

◇河南得乙肝的病人多吗?

多,河南是乙肝大省,除了河南人口基数大以外,河南乙肝的发病率也是比较高的。我从事中西医结合消化病也有30多年了,每天要看大量的病人,乙肝病人占相当大的比例。

◇日常接触会感染乙肝吗?

这种概率是微乎其微的,实际上乙肝的传染途径有3条:血液传播、母婴传播和性接触传播。平常同事朋友之间一块儿生活、工作几乎不会传染。另外,自从咱们国家开展乙肝疫苗接种以后,乙肝的发病率大大降低。5岁以下儿童的发病率不到1%了。

◇文身会传染乙肝吗?

有一定的传染概率。实际上还有一种人们忽视的,像现在口腔科的拔牙、洗牙,也有感染的可能。如果是消毒不严格,或者是不一人一物的话就很容易出现。咱们一再呼吁,拔牙也好,洗牙也好,一定要去正规的医院。

◇ 打针也能传染乙肝吗?

对,有一定的感染概率。就像艾滋病一样,乙肝也会通过共同使用注射器来传染的。对于乙肝,我觉得规范治疗非常重要。因为它是一个持久战,不是一个短期的战役。

如果治疗不规范的话,就很容易产生一些比较严重的后果。我们在采访当中也碰到了这样一个患者,是一个 44 岁的女性。44 岁就出现了肝硬化,肝硬化在肝病中相对来讲是一个比较严重的状态。

◇ 乙肝都会导致肝硬化吗?

不是都会,实际上我觉得乙肝这个病,因为通过我这么多年的接触,我觉得这个病也没有那么可怕,但是就像前面说的,一定要规范治疗。所谓的规范治疗,一是要正规的治疗,不要相信治疗乙肝的所谓的广告、偏方、单方等。再一个就是要把握治疗的时机,就像前面讲的,中国乙肝病人很多,但不是每一个乙肝病人都需要治疗,只有当乙肝处于一个特定的时期,治疗效果才会很好。

◇ 乙肝可以治愈吗?

对于乙肝能不能治愈这个问题,咱们可以换个角度来考虑,我也经常临床上跟病人讲,我说目前糖尿病能治愈吗?高血压你能治愈吗?它们都是需要长期用药维持治疗,定期检查的。为什么人们得了乙肝以后对乙肝这么苛刻呢,就一定要求达到治愈?虽然不能治愈,但是通过服药,照样能够正常的生活,正常的工作。

◇ **病情稳定后可以不再用药了吗?**

这个停药是病人经常问的问题,目前世界上治疗乙肝有两种手段,一种是干扰素治疗,一种是核苷类似物治疗。干扰素治疗目前在中国用的不是太多,咱就谈谈核苷类似物。很多乙肝病人也知道,核苷类似物是需要长期用药的。有些病人他惧怕,一说长期用药就感到可怕,甚至就不治疗,对长期用药有一种排斥心理。实际上长期用药不等于终身用药,它可以停药,但停药来讲是有标准的,有相应的要求的。反过来说,就是你这个药终身服用也未必就那么可怕,为什么呢?因为这个核苷类似物通过我几十年的观察看,副作用也不是特别大,如果你能够规范的治疗,这些副作用可以说都不是太大的问题。

◇ **中药在治疗乙肝中发挥的作用有哪些?**

中药在肝病治疗上,尤其是乙肝治疗方面前景还是非常广阔的,大家都知道目前中国一说治乙肝都知道用核苷类似物,它是西药。但是规范来讲,乙肝治疗它不仅仅是抗病毒,而且也包括其他方面,当然,抗病毒是非常重要的一个方面。第二个治疗是保肝治疗,就是说维持肝功能正常,这是一方面。再一个,就是抗纤维化。

◇免疫力强的人可以抵抗乙肝病毒吗？

能，这个很简单，现在可能急性乙肝在临床上不太常见，因为现在卫生水平各方面提高，传染机会也逐渐在减少，所以说现在得急性乙肝的病人很少了。但反过来讲，我在临床上见得很多急性乙肝，所谓急性乙肝一般就是在成人期以后感染了乙肝病毒，比如说输血，或者是注射等其他原因感染上乙肝了。但大多数人会自己痊愈，为什么会这样呢？实际上就是免疫在里面起了很重要的作用。

◇如何治疗乙肝？

治疗方面我简单谈一下，乙肝不必害怕，它完全可控可治。主要是大家要规范治疗，在治疗上，中西医各有优势，比如说抗病毒治疗，目前来讲西药方面还是占优势的，西药控制病毒，如果说时机能选择的好，就是说机会把握得好，我觉得有效率能达到90%以上。但是在抗肝纤维化和免疫调节方面，目前西方医学除了抗病毒外，在这方面没有什么很好的办法，没有更好的药物。

◇中医治疗乙肝的效果更好吗？

在抗纤维化和免疫调节方面，西医已慢慢承认中药相应的地位了。像美国FDA对药物审查的很严，但是上海研制出来一个扶正化瘀胶囊就是专门治肝纤维化，也就是预防肝硬化的药物，已经进入美国市场了。所以说中西医结合治这个目前来讲效果是非常明显的，是具有中国特色的治疗。

医生答疑

问：我的 HBsAg 是+，抗 HBe 是+，抗 HBc 也是+，想问一下是什么意思，这是不是患了肝炎。我爱人也刚怀孕，我非常担心，会不会对孩子有影响，现在需要做些什么？

牛学恩：你刚才说的三个"+"就是平常我们常说的"小三阳"，至于说它有没有危害，对下一代有没有传播，我建议你应该再进一步检查，查 HBV DNA，也就是说病毒量，再查查肝功，做一个彩超。这样的话对这个病才能有全面的认识。一般来讲，如果男性是病毒携带者的话，对下一代影响的概率不到1%，就是非常非常低。它这个传播途径主要是母婴传播。父婴传播的概率是非常非常小的。

问：我今年23岁，是一位女性，感觉右腹轻微的疼痛，两对半检查是"大三阳"，肝功能检测是正常，但是 DNA 检测是 10^8。这个问题严重不严重，怎么治疗更合适？

牛学恩：这个检查结果就是咱们说的"大三阳"，病毒量是 10^8，但肝功能是正常的，现在不是治疗的合适时机。这个目前在专业术语上就叫免疫耐受期。所谓免疫耐受是什么呢？我经常临床上给病人比喻这个事，就是说你体内虽然有大量的病毒，但你体内这种免疫能力有，但没有识别出来，就是说相对处于一种平安，互不干扰的状态。但是体内有大量病毒的话，现在还年轻，这种病人一定要定期检查，一年至少查2次。虽然说现在肝功能正常，或许在某一个阶段，或许某种诱因，某种外因的作用下，肝功能可能就会不正常。

冬病夏治的奥妙

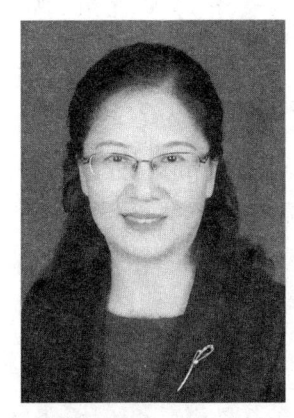

邵素菊，女，1983年毕业于河南中医药大学。现为河南中医药大学针灸推拿学院教授、主任医师、博士生导师，针灸学科临床课程负责人；全国首批中医学术流派传承工作室："河南邵氏针灸流派传承工作室"负责人，河南中医学院邵经明学术思想研究所所长。中国针灸学会临床分会常务理事，中国针灸学会刺络与拔罐专业委员会常务理事，河南省针灸学会常务理事，河南省络病专业委员会常务理事，河南省针灸学会临床分会副主任委员，河南省针灸学会疼痛专业委员会副主任委员，河南省中西医呼吸病分会副主任委员，中国民族医药学会肺病分会常务理事。河南省医学会医疗事故技术鉴定专家。2014年获得"全国优秀教师"称号。曾先后多次荣获省、市级师德先进个人、先进教学工作者，优秀硕士生导师，优秀班主任，学生满意的好老师。1999年9月至2000年8月曾派往香港大学从事教学、医疗、科研工作一年。之后多次到芬兰、澳大利亚、瑞士等国家和香港地区讲学。

河南农村广播《健康河南》节目特邀嘉宾。

◇ 什么是冬病夏治？

对"冬病夏治"来说，我们首先要清楚什么是冬病？什么是夏治？"冬病夏治"的含义是什么？遇寒发作加重的这些病，从中医的角度来看，就是一些虚证、寒证、里证、阴证。

"冬病夏治"的渊源，有两个方面：一个是春夏养阳，另一个是体现治未病的思想。2 000多年前，《内经》提出了："四时阴阳者，万物之根本，所以圣人是春夏养阳，秋冬养阴，以从其根"。说明自然界的阳气升发，人体的阳气也是比较旺盛的。所以，在这个时候，人就应当顺应自然界阳气生发、万物始生的特点，在春夏之际要注意养生、养长与养阳。

◇ 为什么风湿要"冬病夏治"？

西医讲的风湿、类风湿，可归属到我们中医的痹证。对这个病的治疗关键要看是否及时得当。从其发病情况来看，在早期我们如果尽早地来用一些我们中医的手段，用外治的针灸、贴伏，或者再配上一些内服的中药来调治，通过尽早地治疗，是可以阻止它的发病，可以截断病势。这里就体现了"冬病夏治"的另一个治未病思想。治未病包括了未病先防和已病防变，所以我们及早地截断了病势，病就不会发展，我们就可以控制它。

◇ 痹证指什么？

中医的病名和西医的病名不一样。中医的这个病名涵盖了西医的很多病。像西医的风湿、类风湿、骨性关节炎，或者平常说的腰部等一些疼痛，都可归于痹证。痹者，闭也，即气血凝滞，经脉不通。就是气血运行不畅，经脉痹阻不通。临床上中医讲到的风湿和西医所讲到的风湿是两个概念，咱们不能混淆。临床给病人一提到风湿，他们就特别害怕，实际上我们中医讲的风湿是感受了自然界的风、寒、湿，早在《内经》中就有记载："风寒湿三气杂至，合而为痹也"。痹证有行痹、痛痹、着痹、热痹。西医所讲到的骨关节病，都可以归属到咱们的痹证。《内经》中痹证有从病因上来分的，有从受邪的病位来说，又有皮、肉、筋、骨、脉五痹。对一些肌肉的疼痛，也可归属到痹证的范围。对于"冬病夏治"在具体应用的时候，不单单是一个穴位贴伏，好多人对我们"冬病夏治"的认识只停留在穴位贴伏上。

◇老年人适合贴膏药吗？

人老了之后，各种功能减退，阳气逐渐不足。我们可以借助一些穴位贴伏、针刺、艾灸来进行治疗，它的效果也是肯定的。除了运用这些治疗方法，我们通过刺激人体具有治疗胃病的、除寒的、温热效应的穴位，多方面并用，就可获得好的疗效。

◇针灸的治疗原理是什么？

对痹证的治疗我们也可以这样讲，有内治法和外治法，咱说的这个穴位贴伏，它属于外治，外治不仅仅是穴位贴伏，如针刺、艾灸。人们一提到针灸就可能想到扎针，实际上它包括了两大部分，一部分是针法，另一部分是灸法。

灸法是一个非常安全的方法，根据我们治疗的要求，施灸的时间或者是材料也是有区别的。像我们在临床上用的方法，有的用艾条灸，有的用艾炷灸，有的用灸箱灸。现在很多老百姓家里都买了艾盒,也用艾盒来熏灸。

◇呼吸道疾病适合"冬病夏治"吗?

从呼吸道的一些病症来看,如哮喘、慢性支气管炎等,凡是呼吸道的这些病症很多都是到冬季发作或者冬季加重。冬季因为这些疾病住院的人特别多。所以在夏季没有发作的时候,自然界的阳气旺盛,人体自身的阳气也相对充足一些,气血运行正常,所以在这个时候,利用天气的阳热,又运用一些温热的药物作用于机体,就可以祛除体内阴寒之邪,解除一些痼疾。

◇冬病夏治是需要长期坚持吗?

临床上每个人的体质差异是很大的,有的人可能贴了效果很明显,觉得症状改善了很多,例如有病人说自己平常怕冷或者天热之后开空调,一进到空调屋子里面就咳,觉得不舒服,但是贴了之后,就感觉特别舒服,咳嗽也没了,消失了,效果很明显。但还有一部分,或者说有相当一部分贴1~2次没有感觉,就丧失了信心。实际上进行穴位贴伏,一定要坚持贴,而且每年都贴。三伏天贴3贴,但若中伏是20天,我们10天贴一次,就是中伏,我们再让病人多贴一次。所以这个"冬病夏治"贵在坚持,并不能一下子见到效果,毕竟这会儿病还没有发作。

◇女性问题为何要冬病夏治?

像女性的痛经,痛经有一个证型是寒湿凝滞,来月经时腹部冰凉冰凉的,痛得特别厉害,像这样的情况,可以贴,也可以针。临床上针和灸结合,效果非常好。另外,像坐月子受凉,我们现在门诊上有好多月子病,坐月子受凉了,浑身的关节痛,腰背痛。有个病人说她的嘴都是冒凉气的。我们给她扎了针,配合艾灸,昨天做了一次,今天去了,我就问她感觉怎样?她说感觉非常好,很舒服。夏天(三伏天)阳气是一年四季中最旺盛的,此时去除体内的寒湿之邪效果更为明显。

医生答疑

问:女儿3岁半了,冬天特别容易得肺炎、支气管炎,一到冬天晚上睡觉的时候就开始咳嗽,一咳就是咳个下半夜。白天倒是没事,但是如果白天从事像跑步一类的运动稍微剧烈一些,也会咳嗽。在一些医院的儿科看过,宝宝是过敏体质,吃过药,效果不是很理想。想问咱们邵主任,像孩子这样的情况,适合贴这个三伏贴吗?会有用吗?

邵索菊:会有用的。在临床上,小孩进行穴位贴伏的也是很多的。从临床上来看,小孩的生理特点就是各个器官都有了,但成而未全,全而未壮,也就是它各个功能都没有发育成熟,稍微遇到外界的一些风寒等就容易发病。像你孩子这样的情况,我们可以进行穴位贴伏,我们门诊上还有一些孩子扎针,有的小孩挺配合的,扎针效果是非常好的。有的吃了很多的药没效,到我们那儿,针刺和艾灸效果非常好。

问:我患病30多年了。主要是咳嗽、干咳。除了夏季,像春季、秋季、冬季三个季节非常容易感冒,容易咳嗽,一般输液,用一些抗生素,一周能见效,但很容易反复,这个情况如果是用"冬病夏治"的话,大概多长时间能够见到效果?

邵索菊:"冬病夏治"适宜于冬季发作,阴寒、虚寒偏盛者。

如果是呼吸道的病，临床治疗在众多的病症中治疗效果是最好的。但是，若体内有热，主要看吐的痰，我们中医要辨寒热，一般白色的稀痰属寒，效果会非常好。假如吐的痰是黄痰、黏痰，脓痰一样，这种情况就不是很理想。如果发热，也不能贴。

让人心烦的失眠

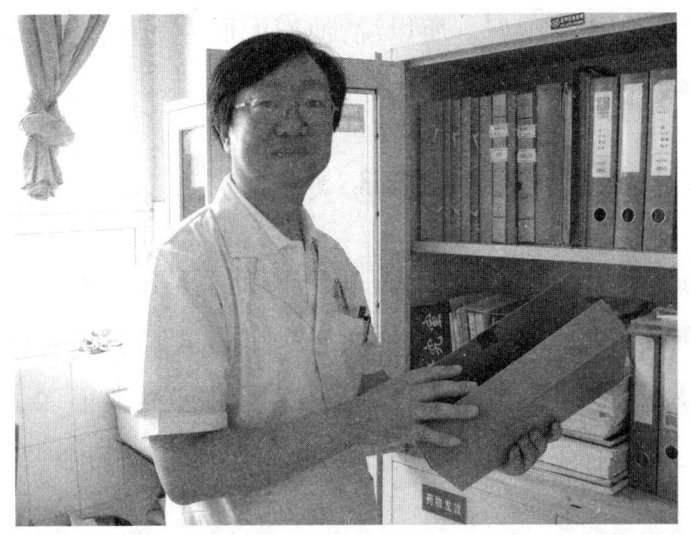

孟毅，河南中医药大学第二附属医院脑病二区主任，教授，主任中医师，硕士生导师。担任河南省中西医结合神经专业委员会副主任委员兼秘书，世界中医药学会睡眠医学专业委员会理事，河南省中医药学会络病专业委员会常委。擅长脑血管病、肌肉病、帕金森病及头痛、失眠、眩晕、痴呆、癫痫等病的诊断和治疗；先后在省级以上医学刊物发表论文30篇，获市级以上科技成果奖5项。在研国家级项目3项（参与），主持厅级课题2项。

河南农村广播《健康河南》节目特邀嘉宾。

◇存在失眠问题的人群很多吗？

太多了。临床上出现的失眠是多种多样的，引起失眠的病因也是纷繁复杂的。如今社会生活节奏比较快，整体而言，人人都有压力，不管哪个阶层，哪个年龄段，我感觉承受压力最大的一个群体就是青年人，他们面临的压力比较大，比如说有的是升学、就业，还有工作要干得好。所以说，他们无形中都存在潜在的压力，极易导致失眠。

◇抑郁症患者更容易失眠吗？

门诊上我们接触的失眠病人，90%的不是单一的一个失眠症状，而抑郁症的患者有90%的人会失眠。失眠的病人可能占神经内科病人的1/3，甚至更高的比例，如抑郁症就很多。我们统计发现，因患有焦虑而出现失眠的患者比因抑郁而出现失眠的患者要多。

这么多人会出现抑郁和焦虑，原因也纷繁复杂，比如说，亲人的亡故，很痛苦、很难过，一下子失去了亲人，这是其中一个。还有的是亲人有病，在医院伺候自己的家人，要么久治不愈，结局不好，要么花费巨大，经济拮据，你想能平静吗？还有升学、就业、生意不顺、股票暴跌等社会问题都会引起失眠。

尤其是那种突发事件造成的。还有一部分，是因为工作不顺心，在单位干的不是多么如意。比如现在高科技的引入，年轻人的进来，让这些相对来说年龄稍微大一点的同志，感到不适应，跟不上形势，他们也会出现工作的失落。还有一部分人，有点过于清闲了，比如说有些人自己没有工作，在家闲着待着，时间长了，他也感觉很无聊很苦闷,所以说神经内科门诊上一半病人是失眠,其中抑郁和焦虑占一大部分。

◇ *出现问题应该及时就医吗？*

出现这种情况的话,就要及时就医。我们会把病人的情况剖析一下,是哪个方面,是哪个原因造成的,针对这个原因,采取一些措施及时的来摆脱这种原因,或者摆脱这种纠结,这样一来,我们对失眠,就比较容易调控。如果失眠就单一用药,肯定不能解决问题,因为你失眠的原因始终没有解除。

引起失眠的原因太多了,有些原因,属于一些生理现象,比如说倒班、换床铺,还有一部分人因出差引起失眠,这些都是生理现象造成的。而大部分是由疾病造成的。

◇ *造成失眠的疾病有哪些？*

造成失眠的疾病太多了,比如说患有一些慢性病,如脑血管病、帕金森病、糖尿病,还有一些躯体的疼痛,比如颈椎病、腰腿疼,因为疼痛影响了睡眠。还有一部分是属于心理压力,心理因素造成的,如心气太高,欲望过强,对自己过多的加压、施压,也会造成失眠。

◇ *所有人都可能失眠吗？*

我们在门诊上,各个阶层、各种年龄,各个人群都见到有失眠的,有一部分人失眠,比如说老年人,我们总觉得老年人睡眠少了,他们这一族失眠好像能理解。中年人肩负着养老、抚小,还有事业,他们压力大,我们觉得也好理解。最不好理解的就是比较年轻的一些,比如说,我们经常见到一些本科生考研,还有就是考这证那证,我听说现在要想就业的话,身上都要怀揣几十种证,这么多的证要考,能不急吗?门诊上经常有年轻人来看失眠。我问你为什么失眠?他都笑着说我在考研或考公务员。所以说考试一族,也是失眠的大军。

◇如何治疗失眠?

一旦出现失眠,我们很多人都有一个习惯,睡不着觉,然后就吃一点安眠药,有的或者是自作主张,到药店去买。其实,安眠药是处方药,正规药店不卖的。所以有的人到小药店或者到小医院去找药,自作主张的吃,这个我们是不提倡的,为什么?因为出现失眠,首先要分析的就是失眠的原因。

安眠药吃上去是有效的,你一吃马上就能睡了。假设失眠必须寻求安眠药帮助,那么就要找医生,让医生给你建议。比如说你是入睡困难,那么医生就给你选择那种速效的,如咪达唑仑一类,吃了马上就睡,解决入睡难问题。由于它的半衰期很短,药效一两个小时就消失了,第二天早上起床,会感觉神清气爽。如果你存在的问题是早醒,那就不适合吃这种速效安眠药了。因为你入睡可以,主要是解决早醒问题,那安眠药就应该选稍微药效长一些的,比如氯硝西泮,这种药发挥作用的时间长,能保证你睡的时间长,延缓你的睡程,这样的话,你就不会三四点醒了,能让你睡到5点多、6点多,甚至更理想的睡到7点。

所以说一定要咨询医生,如果是入睡困难,就买速效的,如果是早醒那就去买长效的,如果是睡的浅,容易醒,平均1个小时起夜一次,这种情况,就要选中效的,所以说服用安眠药也是有讲究的。

◇中医有什么治疗失眠的方法吗？

西医治疗失眠，首先是对症治疗，就是镇静催眠，如果有躯体疾病的话，还要对因治疗，这是西医采取的办法。中医治疗失眠，强调辨证论治，中医认为失眠无外乎虚实两方面，实乃心火、肝火、痰热，虚则心脾两虚、肝肾阴虚。一旦失眠，中医就要望、闻、问、切。就是看看你的面色，看看舌体、舌苔，然后把脉。比如说有人爱生气，一生气一下子气的睡不着了，中医一看是肝气郁结，肝郁化火，肝火扰心而失眠，这是属于肝郁化火型，这时治疗就要清泄肝火、镇心安神。还有的患者平时体虚，比如说有溃疡、痔疮，产后出血，月经过多等，这些失血的病人中医辨证往往都是心脾两虚，治疗的时候，就要健脾养心，补气养血，使气血旺盛，才能够血能养神，神魂内守，达到睡眠的目的。

◇如何缓解压力？

缓解压力不是单一的因素，是多方面的。有的人适合去跟别人沟通，如果寂寞了你就找亲朋好友一起聊天，如果你人际关系处得不好，就需要冷静一下，思考一下人生。

如果你是工作压力大，就属于脑力劳动过度了，怎么办？就尝试一下户外有氧活动，如跑步、游泳、打球等，调节压力是方方面面的。让自己的体力活动增上去，要不然脑力劳动造成的压力，就没法疏解。既然不可能避开社会压力，我们就要应对这个压力，要有缓解这个压力的方法。

医生答疑

问：我今年30岁，不易入睡，入睡以后就开始做梦。早上起床后，双手感觉肿胀麻木，后背会困疼乏力，口苦，舌苔常用牙刷刷，月经前一周乳房胀疼，月经前一至两周有几天白带异味比较大，平时白带稀黄，还出现了看东西有点模糊，头发掉落这种现象，我有肝病，想问一下这个情况是不是和肝病有关系？或者还是其他的原因？

孟毅：综合你的主要表现，一方面是热的一面，比如口苦、白带黄；另一方面是肝气不舒，比如乳房胀疼、双手肿胀。这些中医称为肝经湿热，这个湿热可以扰动心神，造成心神不宁。中医治疗效果还是可以的，建议就近去寻求中医治疗，可以选用龙胆泻肝汤或温胆汤加减，也就是说通过清热化痰湿达到安神的目的。

问：我今年26岁，出现失眠多梦、易醒，每天即使躺下很早也难以入睡，不由自主的会想事情，凌晨两点多才能睡着，稍有动静就被吵醒，并且再也无法入睡，没有安全感。想问一下，这个情况属于什么样的情况？

孟毅：这个女士提的这个问题，我们简单地说她是属于心理因素造成的，所以我们建议，首先要缓解心理上的压力，也就是说，从自己要从情绪里跳出来。我们对这一部分失眠的病人，晚上6点以后不要再考虑问题了，即使是一些无法避免的烦恼事最好放到上午或者下午去思考。就像我们倡导的不要在晚上喝浓茶咖啡是一样的道理。

贫血,没那么简单

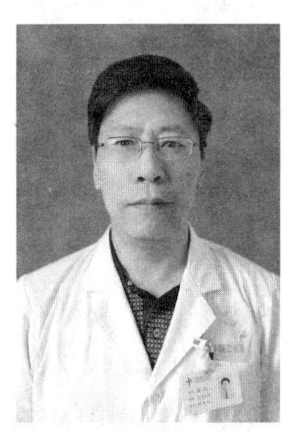

程志,主任医师、教授,河南中医药大学第二附属医院血液科主任。河南中医学院硕士研究生导师,河南中医、中西医结合血液学会主任委员。

长期致力于各种血液病的中西医结合诊疗和教学、科研工作,在细胞形态学、疑难血液病诊断方面有较高造诣。擅长对各种恶性血液病进行外周血干细胞和骨髓造血干细胞移植,开创了我省中医院进行干细胞移植治疗各种恶性血液病的先例。在中西医结合治疗血液病方面,针对白血病、恶性淋巴瘤、骨髓瘤等恶性白血病,提出了早期以祛邪、缓解期扶正为主的中医药治疗两个原则,取得了良好效果。

河南农村广播《健康河南》节目特邀嘉宾。

◇ 贫血有什么表现?

贫血的一个表现就是脸色不好。我们中医四诊是望、闻、问、切;西医是视、触、叩、听,中医叫望,西医叫视都是看的意思。来了一个病人一看,脸色不好,发黄、苍白,那么这个人,我们科的医生首先要考虑这个人是不是贫血?

◇ 贫血的类型有哪些？

贫血从大的方面来看，它就是一个单独的病，医学上叫什么呢？叫营养性贫血。我们说营养性贫血，并不是说我吃肉吃少了，或者吃什么好的东西吃少了，不是这样的。咱们说的营养性贫血，它主要指造血原料没有跟上，缺乏。那么造血原料都是指的哪些呢？主要指铁剂、叶酸和维生素 B_{12}。这种贫血是临床上比较多见的，特别在儿童和女性比较多见。

◇ 为什么儿童和女性容易贫血呢？

3～6 岁的儿童，营养性贫血比较多见。这个跟儿童生理发育的这个阶段的特点有关系，再一个跟饮食结构也有关系，我们说这些营养素，就是这些造血原料，如铁剂、叶酸和维生素 B_{12}，这些元素来源于我们摄取的外源性食物。

女性是因为自身的生理特点。就是来例假，正常的情况下，女性也不会贫血的。但是有一些人月经不调，比如说月经过多，量过大，时间过长，这样的话，是一个失血的过程。这个失血的过程实际上是一个丢铁的过程，这也是导致缺铁性贫血的一个重要原因。再一个情况，就是大多数女性都讲究美感，吃的东西进的食物比较少，要减肥，这样的话，饮食均衡方面也不太理想，也容易出现缺铁性贫血。

◇ 贫血是疾病吗？

贫血不仅是一个病，还是一个症状，是什么症状呢？它是很多其他的疾病表现出来的一个症状。就像常见的发热、疼痛，这仅仅是一个症状,那么哪些会出现贫血症状呢?比如说在很多血液病当中,如白血病、再生障碍性贫血、溶血性贫血、骨髓增生异常综合征(myelodysplastic syndrome,MDS)、淋巴瘤或者肿瘤性的疾病,也会出现贫血。还有哪些呢?比如说肾脏疾病、肝脏疾病、严重感染性疾病、长期消化性疾病,都可以导致贫血。在这些情况下,贫血只是一种症状,只是其他疾病表现出的一个症状。

◇ 什么是红细胞和血红蛋白?

人体所有的生理功能活动,都离不开血红蛋白携带的氧气、养分去维持正常的生理活动,那么血液在哪儿产生的呢?血液就是在骨髓里面产生的。我们平常说流血了,这个血液里面有什么呢?它的主要成分是红细胞,也就是血红蛋白(hemoglobin,HB),红细胞里面含血红蛋白。我们说的贫血,一般来讲,红细胞和血红蛋白是一样的。如果贫血,一般红细胞也下降,那么红细胞内含的血红蛋白也会下降。所以在临床上,咱们说贫血主要指血红蛋白的量,比如说咱们平常去医院,化验血常规,哪个指标能显示贫血不贫血呢?红细胞表是次要的,主要是看血红蛋白。

在八九十年代的时候,全国普查白血病的年发病率是在十万之二到二点七,2012年普查的结果显示,这个比例达到百分之九点多。这个比例说明与八九十年代比,白血病的发病率明显大幅度上升了。

◇ 为什么白血病的发病率会提高?

从医学上讲,分为以下几个方面,物理因素、化学因素、生物因素这三大因素。家庭装修,污染包括食物污染、空气污染或者你生活中接触的这些空气中的东西的污染,都属于化学因素。物理因素指哪些呢?主要指那些放射性的元素和放射性的物质。如射线、各种波,有可能会导致肿瘤和白血病。还有生物因素,这些生物因素主要指的是一些病毒,感染以后容易得白血病。

◇什么是再生障碍性贫血?

再生障碍性贫血也是血液病里一个常见的比较重的病。它也有一个重要的表现就是贫血。非营养性贫血,它的病很多,那么在血液病当中表现的贫血就有好多疾病,比如刚才说的白血病,还有再生障碍性贫血、MDS、淋巴瘤、多发性骨髓瘤等,这都是血液病。在非血液病的其他一些疾病当中,比如说肾脏疾病、肝脏疾病、妇科疾病,甚至这个中毒或者是感染,严重感染也会出现贫血。

病例分析

有一位叫长江的朋友,现年29岁,1995年确诊为慢性再生障碍性贫血,曾在医院治疗,无效。2015年5月开始接受环孢素加激素治疗,现在红细胞已经达到正常值,白细胞和血小板比正常值低一半,他在网上了解再障好像存活只有20年,他现在非常害怕,想了解一下这种情况是不是只能活20年,另外,对于今后的治疗,他想听听医生的建议。

程志:这个朋友的情况还是不错的,咱们前面说了,再障分急性再障和慢性再障。慢性再障,他这个生存时间是比较长的,甚至活一辈子也没问题,所以这位朋友不用太担心。如果说经过治疗以后,经过环孢素和其他的药物治疗以后,血红蛋白能达到正常,或者接近正常,血小板比正常要低一点,那没关系。对下一步治疗,建议不要轻易地停药,要维持治疗下去,这样的话,他维持生存期也可能是活一辈子,问题不大。

◇ 如何治疗营养性贫血？

这个营养性贫血,咱们前面说了,它就是造血原料的缺乏,这种贫血是个良性疾病,治疗很简单,就是补充造血原料,如果你缺铁就补铁剂,如果是叶酸、维生素 B_{12} 缺乏,补叶酸、维生素 B_{12} 就可以了。一般在半个月,甚至最多1个月血红蛋白就上去了,就正常,治好了。另外一种是由于其他疾病导致的贫血,那么必须要诊断清楚,有个明确的诊断,你是白血病、再障还是 MDS、溶血性贫血、肾脏性贫血、肝脏性贫血等,因为这些疾病都可以引起贫血。首先必须得把原因查清楚,诊断搞清楚,然后治疗原发病,这是非常重要的一点。

医生答疑

问:自己的姑娘才8岁,这两年到处奔波,也没有治好她的疾病,目前已经打了升白针,升到3.68了,红细胞5天前输血是2.29,血红蛋白是79,血小板12天前输的到现在的结果是4个,听很多医生说做移植最好,但是又感觉这个移植是不是风险比较大？想问一下这个情况目前该怎么办？具体没有说是什么病。

程志:8岁的孩子她得的是什么病,诊断不清楚。因为在这种情况我们临床比较多见的就是再障——再生障碍性贫血,如果是白血病的话,她要是没有正规治疗的话早就不在了。那么慢性再障,可以维持好多年,随着时间的延长,疾病的进展,原来假如说贫血不是那么重,但到后期贫血越来越重,这个时候就需要反复输血了。

所以说首先要明确诊断,这个朋友一定要把诊断说清楚。如果真是慢性再障的话,那么治疗正规不正规,建议你一定要带孩子去正规的医院血液科就诊。

健康需要管理

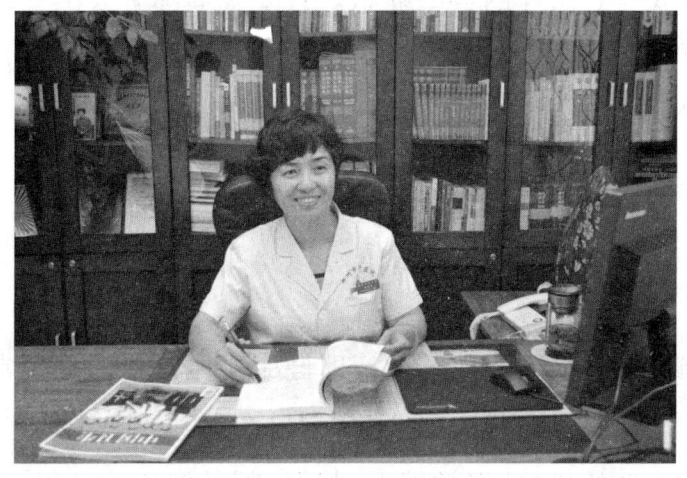

刘宝琴，郑州市中医院院长，医学硕士，主任医师。全国优秀科技工作者，全国首届中医药科技推广先进个人，河南省医改创新优秀院长，郑州市"三八红旗手"，中华中医药协会医院管理分会常委，郑州市中医医疗联合体理事长。

世界卫生组织提出的关于健康的十个标准，首先是精力充沛，处事从容。第二个是积极向上，乐于承担责任。第三个是善于休息，睡眠质量好。第四个是应变能力强，能适应外界环境的变化。第五个能够抵御一般的感冒和传染病。第六个是体重适当，身体均匀。第七个是眼睛明亮，反应敏捷。第八个是牙齿清洁，没有龋齿等。第九个是头发有光泽，没有头屑。第十个是肌肉丰满,皮肤有弹性。

河南农村广播《健康河南》节目特邀嘉宾。

随着生活水平的不断提高,越来越多的人出现了健康问题。特别是很多年轻人出现了一种症状,就是早更,说白了,就是更年期综合征提前了。现在人们压力大了,亚健康比较多,身体功能变差了,我就有这样的典型症状。只要我周围有人感冒,我就一定会被传染,这是典型的抵抗力比较差的症状。那么,您有过以下这种情况吗?比如说面色暗,眼袋硕大,过早白发,浑身酸痛,黑眼圈,睡眠差,手脚冰冷,易疲劳,痛经,情绪不好等。

◇健康的标准是什么?

说到健康,传统的理解无病即健康。体检指标都正常,就是健康人。我觉得健康是一个过程,从正常健康到出现一些功能的改变,称为亚健康,功能的减退、减弱,都是健康的过程。疾病和健康不是绝对割裂的,是一个连贯的过程。所以,健康,第一,不生病,这只是一个层次的健康概念。第二,不仅身体的健康,还包括心理的健康、社会适应能力,这对健康有了更高的一点要求。比如说一些心理的问题,到一个新的环境,过了适应期你还不能适应,说明你的身体或者心理可能存在一些问题。

◇多少人能够达到健康的标准?

据数据反映,其实真正健康的人仅有10%。20%的人是病人,70%的人,就是我们经常说的亚健康。也有一种提法,叫功能减退减弱,所以现在很兴的一门医学叫功能医学。比如有的人原来一年不感冒一次,现在一年感冒几次。诊断大的疾病没有,但功能减退了,其实就是健康出了问题,而我们恰恰会忽略这样一个过程,等到有病才去治。所以,这个过程中对健康的认识非常重要。

◇ 生活习惯影响健康吗?

不良的生活方式影响健康,跟我们的健康直接相关的,第一就是吃,就是吃饭的问题。比如一日三餐的规律,现在有很多年轻人不吃早饭。或者是早饭胡吃海喝,就是路边有什么,看见什么,塑料袋一装,边走边吃,吃的什么?其实不论是从营养,从食品安全上,我觉得都值得去思考。

我看到一个资料,是哈佛大学研究了15年的护士饮食习惯。研究成果显示,饮食习惯不好的人疾病发生率高于饮食习惯好的30%。我觉得从自然规律,人就是大自然中的一分子,日出而作、日落而息,这个过程中,太阳升起时要去工作,要去劳动,要有能量,就是简单的道理。我们的生活、整体的代谢要保持平衡状态。

病例分析

一位35岁的读者,由于工作原因,应酬比较多,经常都是晚上一两点才睡,第二天早上也起不来,就不吃早饭,而且朋友特别多,所以每天基本都要喝点,要是喝大的话,第二天就起不来床了,难受一天,现在就胃疼、脱发,还有变应性鼻炎。虽然已经开始少喝酒了,但是依然经常不吃饭也打嗝,请问他属于亚健康吗?是的话他该怎么调理?

刘宝琴:我觉得这不仅是亚健康,应该是已经有疾病了,因为已经能感觉到胃疼,不舒服,症状已经很明显了,所以他一定要到医院进行诊断、治疗。喝酒对他身体直接的危害已经出现了,暂且不说喝酒的间接危害。所以他应该是个病人。

◇ 运动对健康的影响有哪些?

运动跟我们的健康息息相关,据统计,有 2/3 的人没有规律地运动,只有 1/3 的人有规律地运动。我们有四肢,要有一定的活动,我们各种心肺功能、肌肉其实是不用则退,要有一定的锻炼,适当的运动,它的功能、潜能才能很好地发挥出来。运动的时间应该和自然接近一致,要保持动和静的过程。另外,要与工作相结合,比如说你一直是坐着工作,要选择这种立的、站的运动,工作和运动呈一个互补的关系。还要结合自身的健康状况,比如说老年人易患心脑血管疾病,那么尽量不要选择在大冬天、大早上出去运动,因为冷空气可以诱发心脑血管疾病。小孩哮喘,对冷空气过敏,你非要让他去寒冷的地方锻炼,这样也不行,所以,我觉得要因人而异,总结出适合自己的规律是最好的。

◇ 心理因素对健康的影响有哪些?

心理因素对人的健康的影响其实是最大的。因为人是一个整体,当你生气的时候,你会觉得哪儿都不舒服,有没有这种感觉?今天一生气,觉得头也痛,肚子也痛,人家经常说气得肚子痛,所以这个情志对我们的健康影响是非常大的。如果长期处在压力下,心血管疾病、脑血管疾病,包括胃肠道疾病的发病率都会增高,还有失眠、癌症,这些都和我们的情志密切相关。

◇怎么做微运动？

我教大家一个微运动快速搓手，在等红绿灯的时候，就1分钟的时间，你可以看着红绿灯，然后做一个快速的搓手的动作。计算一下你1分钟能搓多少次。

你搓手的速度首先是由你的臂力决定的，其次，你的大脑也会间接地控制着你的反应速度，当你搓完的时候，你就会感觉刚开始是手累，然后胳膊累，最后是腰累，特别快的时候，你会感觉到呼吸和心率加快，这是非常好的一个微运动。

医生答疑

问：我平时腰经常痛，左边还发酸，到医院检查了一下，说是腰椎间盘突出，想问问，平时就像我这种情况应该注意些什么？比如说运动方面和饮食方面，有哪些需要注意的？

刘宝琴：您的这个情况，我建议您首先要到医院去看，因为腰椎间盘突出的部位、程度、症状都不一样，采取的治疗方式和运动方式也都不一样，所以首先是在诊断明确的前提下再说怎么治疗，怎么运动，怎么去注意。

问：刘院长，我想问一下关于孩子的问题，我的孩子在比较小的时候，有一次感冒，我给他掏鼻子，鼻子里有一些鼻屎，抠了之后鼻子流血了，后来可能就是因为这个原因，鼻子就经常隔三差五地流鼻血，包括前两天还流鼻血。有时候孩子一哭也会流鼻血。平常有没有什么好办法？

刘宝琴：如果鼻黏膜有一些破坏以后，鼻子这个地方，因为是小孩，我不知道你的孩子，他自己可能也会抠，刚开始的时候可能你帮他抠,因为结痂以后,他不舒服,局部有一种异物感,他就会自己反复地抠,所以特别容易反复。如果出血不是很严重,你可以给他涂一些红霉素软膏,不那么干燥,让它尽快愈合。如果出血比较多,还是建议你到医院去看看。

另外,你掏鼻子不要用手硬的东西,可以用棉签比较柔软的东西去掏,不要用指甲或硬东西,会破坏鼻黏膜,使损伤的地方再次损伤。

死亡之神——胰腺炎

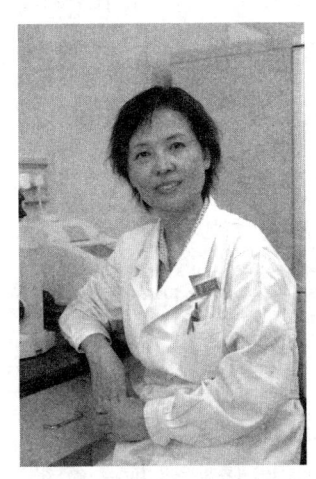

杨国红，主任医师，教授，硕士生导师，1982年毕业于河南中医药大学。现任河南中医药大学第一附属医院消化一区主任，兼任中华医学会河南肝病专业委员会委员，中国中医药学会河南脾胃病专业委员会常委兼脾胃病学组组长，肝胆疾病专业委员会委员。

主要治疗胃肠病及肝胆疾病，尤其擅长萎缩性胃炎、慢性病毒性肝炎、肝硬化、胰腺炎、胆汁反流性胃炎、胃食管反流病、脂肪肝、溃疡性结肠炎、胆囊炎、胆囊息肉、胆结石及消化道肿瘤的治疗，疗效显著。

河南农村广播《健康河南》节目特邀嘉宾。

◇什么是胰腺炎？

胰腺炎是由于胰腺本身的消化酶造成的一种化学性炎症。人摄入食物后，要进行消化吸收，消化吸收的时候，需要淀粉酶、脂肪酶、蛋白酶等多种消化酶，而这些消化酶都是由胰腺细胞分泌的。如果消化酶将我们的胰腺组织进行了消化破坏，就会引发胰腺炎。

◇为什么会得胰腺炎？

胰腺在食物的消化过程中，起了非常重要的作用。首先我们知道，饮食入胃，通过胃排到结肠以后，这些食物的消化吸收要靠这些消化酶来进行。大量的饮食或者喝酒的情况下，就会刺激它大量的分泌，引起胰管的压力增高，诱发胰腺腺泡里的消化酶前身（消化酶原）被激活，形成了这种具有消化能力的消化酶，这种消化酶一旦被激活，就会发生胰腺组织的自身消化，发生胰腺炎。

◇什么叫胆源性胰腺炎？

病人本身可能存在胆道的结石，就是胆囊或者是胆管有一些结石，尤其是那种微小的结石，直径在 1~3 毫米这样的小结石，如果进食过多，或者说是饮酒和饱餐，可能会导致小结石阻塞胆总管，而胆总管和胰管在进入十二指肠前有一段是汇合成一个管道的，正常情况下胰管的压力高于胆管，但由于结石的存在，就造成胆管压力高于胰管，引起胆汁反流入胰管，导致胰管上皮细胞的损伤，激活胰酶，引发胰腺炎。

◇高血脂可能会引起胰腺炎吗？

高血脂尤其是高三酰甘油增高的时候，容易诱发胰腺炎。三酰甘油增高以后我们的血液黏稠度增高，血液黏稠度增高就会增加胰腺的微循环障碍，导致血脉流通不太顺畅。另外三酰甘油高的时候，会产生大量的游离脂肪酸，而游离脂肪酸这种物质是对胰腺腺泡有损伤和毒害作用的。所以说有些身体偏胖，或者说是查血常规，三酰甘油明显增高，如果大于 5 以上，有的朋友可能三酰甘油都达到 10 以上，就是高脂血症，抽了血查血常规以后，发现半管都是那种油、脂肪的东西，像这样的病人，如果是再暴饮暴食，或者说是高脂餐饮食，或者喝酒以后，比一般的人更容易诱发胰腺炎。

◇ **胰腺炎有哪些症状？**

典型的症状是腹痛，胰腺炎发作的腹痛和其他腹痛表现的不一样，和胃病不一样，胃病有时候痛一阵儿，轻一阵儿。不是胰腺炎的时候，可能下一顿我少吃一点，或者我不吃，然后可能也会减轻；又或者，可能有的比如吃着凉的了，吃着刺激的了，吃点解痉药也能缓解，或者是有一些胃部的炎症，比如溃疡，那么吃点抑酸药也能减轻和缓解，而胰腺炎出现的腹痛有以下特点：①持续性；②出现的疼痛是剧烈的，不能忍受的一种疼痛，有的可能是胀疼，有的像针刺一样的疼痛，有的像绞痛那种疼痛，就是不能够忍受，而且这种疼痛的病人往往有一种姿势，什么姿势呢？就是他需要弯腰。

弯腰好像是能够减轻一些疼痛。如果再严重了，这个疼痛向腹部两侧放射，甚至放射到全腹，另外向腰背部放射，这种病人，好多病人你一问他，他不仅前面痛，而且相对应的前面这个肚子痛的位置，腰背部他也疼痛，所以胰腺炎引起的这个肚子痛，有特殊的特点。如果有胆道疾病、高脂血症，或者说是大量饮酒、暴饮暴食、高脂餐饮食，在这种情况下，你突发腹痛，而且这种腹痛不能够缓解呈持续性加重的时候，一定不要轻视它，要考虑到是不是胰腺炎发作。

胰腺炎虽然疼得很厉害，还有一种症状是胀，胰腺肿大以后，可能会压迫胃的流出道,就是十二指肠那个位置,所以病人还会胀。另外就是胰腺炎严重的时候,会分泌很多细胞炎症因子,刺激我们的肠道,甚至肠道会出现运动障碍、缺血、缺氧,诱发麻痹性肠梗阻,所以病人会出现严重的腹胀,肚子不通气。

所以,一定要记住一句话:"及时就医,不错过最佳就诊时间。"

我们遇到过由于胰腺炎导致死亡的病例。见过这样的病人,最后导致呼吸功能衰竭,进入ICU,甚至呼吸机都用上;还有的病人出现腹腔间隔室综合征、腹腔高压综合征及胰腺炎脓肿,非常重,这是需要多学科联合救治。

有一位朋友,那都是六七年前了,当时是过年的时候,这个病人他平时可能也出现了"三高",就是什么高血压、高血脂都有,他就是初二好友聚餐以后肚子疼,肚子痛后到医院就诊,医院可能想着就是吃东西吃多了,就开了一些治胃病的药。他回去的2天内疼痛加重,当亲戚朋友给他打电话的时候,才知道他吃不下饭,起不来床,肚子疼得厉害,到医院一查的确是重症。所以说一旦出现了这样的情况,一定要趁早,一定要去专科医院,让专科医生给您做详细的判断,千万不要耽误了最佳治疗时期。

◇胰腺炎如何治疗?

如果病因比较明确,就治疗的方法来说,还是比较成熟的,第一,胰腺炎来了以后,首先是要给病人禁食,因为如果不禁食,继续吃饭就会增加胰腺的负担,它还要继续分泌。这个时候我们要进行静脉营养。第二,要胃肠减压,减压的过程中间其实也是减轻胰腺的负担。第三,就是前面提到的静脉营养,要给一些电解质、葡萄糖,正常热量的输注,另外给一些抑制胰酶分泌的药物而进行静脉滴注。我们治疗胰腺炎,临床上最主要采用的还是中西医结合的一些方法,除了前面所说的那些方法以外,一些轻症的病人,我们会给他一些清肝利胆、通腑泄热的中药,比方说灌胃、灌肠、中药封包,甚至配合针刺,还有一些中药静脉滴注。现在除了静脉治疗以外,我们会给病人插一个鼻饲管,因为,第一,起到一个减压的作用;第二,我们会从鼻胃管里面打一些中药,煎好的中药,打一些中药,隔一段时间我们会减压,减完压后我们把中药再灌进去。那么,这个中药有什么作用呢?能够起到清肝利胆、通腑泄热这类作用,中医认为这个胆腑为中精之腑。

这说明我们的胆囊里面储存的是精汁,或者是纯粹的、干净的东西,这种东西对我们人体是有益的,不是有害的,所以叫作中精之腑。那么在这种情况下,如果说是肝胆郁热,炼汁为石,石头梗阻胆道,导致了局部的气血运行障碍,这时候发生胰腺炎的话,我们给一些中药,的确能够对肝胆的郁热进行清利,另外有行气活血作用。用十二指肠镜,进行镜下治疗,是什么意思呢?就是通过十二指肠镜进入到十二指肠,在十二指肠乳头,也就是胆道和胰管开口的地方,我们进行切开,然后取石,把石头取出来,这个梗阻就消除了,然后我们把这些中药灌胃、灌肠,把肠道的宿便、细菌有害的物质清除出来,能够净化内环境。我们用中药敷到我们腹部,这种腹部中药封包,对于止疼效果缓解很好。另外,有时候我们再给一些中药的这种静脉滴注,改善微循环的障碍,通过这种综合的治疗,病人病情的缓解快,病人的痛苦减轻得也快,治疗的病程也会缩短。

医生答疑

问:胰腺炎会癌变吗?

杨国红:急性胰腺炎如果是长期反复地发作,会形成慢性胰腺炎,这种慢性胰腺炎会导致慢性的腹痛,甚至导致腹泻,吸收不好,消瘦。另外,还会诱发糖尿病。在发生慢性炎症的情况下,细胞就会修复增殖,在这个过程中,免疫功能失去了监控,细胞发生异常增生,就会发生恶性病变,胰腺炎多半都是在慢性炎症的情况下逐步进展成为胰腺癌的。

问:如何防止复发?

杨国红:一定要管住嘴,少吃油腻的东西,肉少吃一点。另外,如果你得了胰腺炎,最好在一年之内不要再喝酒,或者说以后如果说是完全好了,完全康复了,你喝酒也要少量,这个酒不是说是很坏的东西,坏就坏在量太大了。还有就是要定期监测。我有一个中牟的病人,刚开始是高脂血症,来了以后他确实有点重,但经过治疗他好了。好了以后,过了1个月来复查,他血脂又到5以上了,我就很紧张,让他控制,控制饮食,另外我就给他开了一些降三酰甘油的药物来控制它。我就告诉他,你在没有发病的情况下,每个月也都要来随访一回,他坚持了半年,最后还不错,通过他自己的配合和努力,也通过我们医生给他适当的治疗,血脂控制在一个安全的范围,他的胰腺炎这一年多都没有再复发。

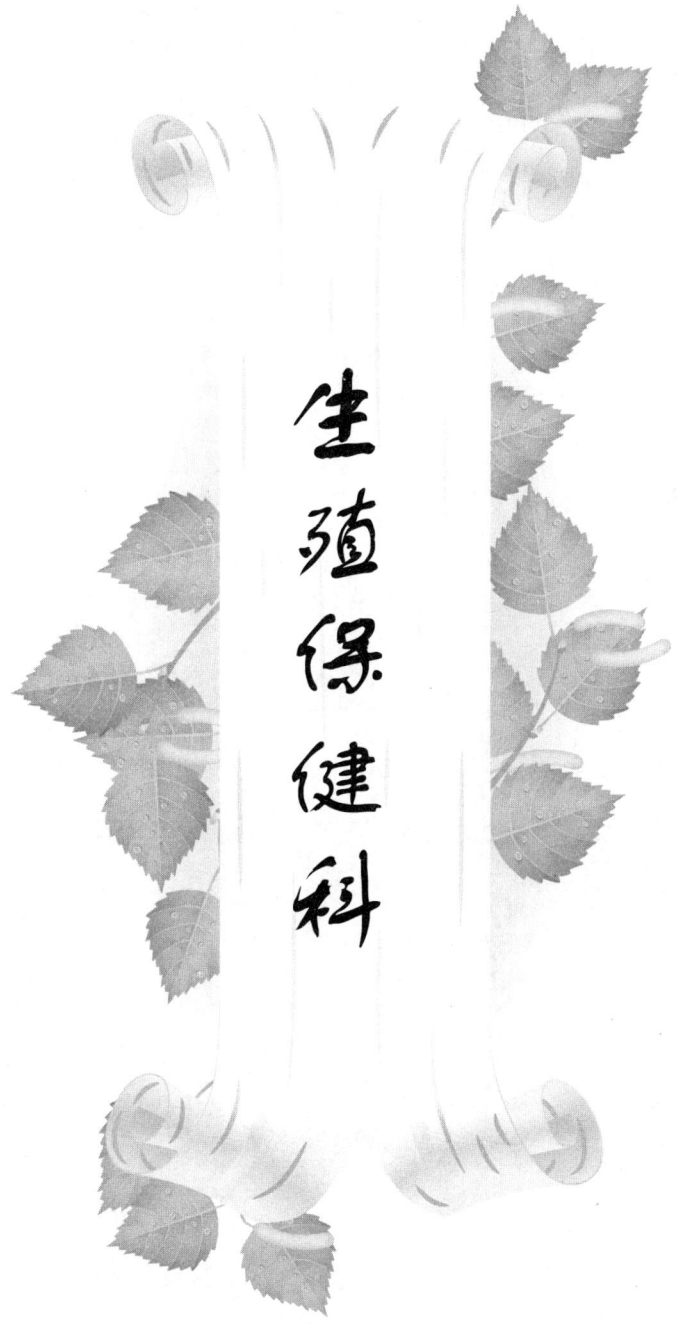

生殖保健科

二胎孕妇的产前保健及产后康复

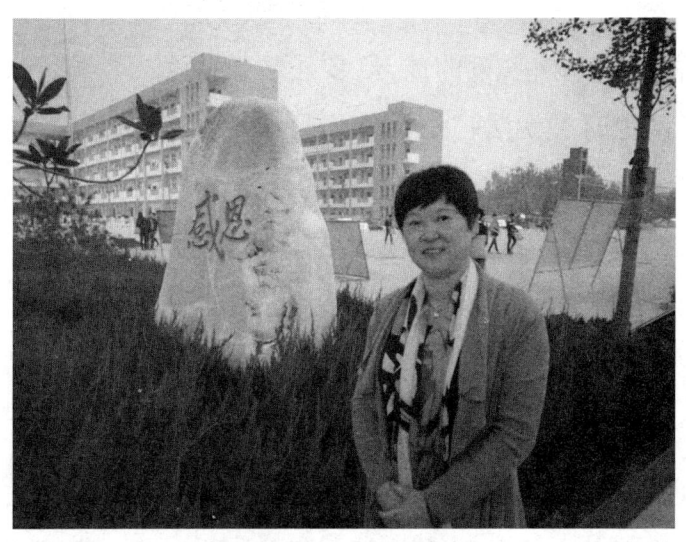

胡孟彩,主任医师、硕士生导师。郑州大学第三附属医院保健部主任、产科副主任、产后康复科主任、中国优生科学协会生殖道疾病诊治专业委员会常务委员、中华预防医学会伤害预防与控制分会妇女与老年人伤害研究专业委员会委员、河南省预防医学会妇幼保健专业委员会副主任委员、河南省妇幼保健协会促进自然分娩专业委员会副主任委员、河南省妇幼保健协会妇女盆底障碍性疾病防治专业委员会常务委员、郑州市预防医学会妇女保健专业委员会副主任委员、河南省妇幼保健协会常务理事、河南医院协会妇幼保健管理专业委员会常务委员。

从事妇产科临床、科研、教学工作近30年。熟悉妇产科常见病、多发病及疑难病征的诊断及处理,擅长优生优育、产前诊断、高危妊娠、妇科内分泌疾病,盆底障碍性疾病的诊疗。发表学术论文20余篇,参与编写著作3部,获省部级、厅级科技成果奖2项。主持国家级、省级科研项目4项。

河南农村广播《健康河南》节目特邀嘉宾。

随着国家二孩政策的放开,要不要二胎,成了很多家庭面临的选择,网上有种说法:"一胎咱们照书养,二胎就当猪养",这句话幽默地展现了部分家长的养育观,第二胎有经验了,主要精力都放在孩子身上,围保不按时做,产后康复也没一胎上心。那么,二胎究竟需要注意些什么呢?

◇二胎的产前保健重不重要?

2016年二孩政策放开以后,生二孩欲望的集中释放,高龄孕妇增多,出现并发症的机会就更多了,实际上怀二胎更应该注重围产期保健。在这也提醒准备要二孩的妇女应该在准备怀孕之前3个月,到医院去做一个综合性的检查和评估。

◇如果产前检查有问题就没有机会再做妈妈了吗?

那也不一定。孕前检查时发现一些异常情况如高血压、肥胖、糖尿病等,根据目前的状态做一些调整,调整后再怀孕,整个孕期再进行必要的关注和纠正,并发症就会少很多,也就有可能顺利当上二胎妈妈了。咱们做产前保健的重要性就在于尽早发现并发症,及时给予纠正,以便顺利渡过整个孕期,直到分娩。

二胎妈妈既要照顾大孩儿,还怀着一胎,是不是遇到的问题,碰到的风险都要多?

实际上作为一个女性,每一次妊娠都是很大的工程,需要付出很大代价,她身体的各个系统都会出现一系列的变化,会有很多的不适。当然有老大的存在,要照顾孩子,分散一些精力,可能会影响休息和心情,要正确去对待它。当然这也需要家庭成员的配合。提醒大家准备要二胎之前,最好要开一个家庭的会议,作为你们的第一个孩子也是你的家庭成员,所以他有权利来参加这一个议题。假如他也和爸爸妈妈一样很期待这个弟弟或妹妹的到来,在妈妈第二次怀孕的过程中,他会跟妈妈一样非常配合,第二个孩子在妈妈肚子里的时候,他就特别爱护他,并且他会帮助妈妈做一些家务。但是,假如说第一个孩子他不愿意要第二个孩子,尤其是妈妈在整个孕育过程中,再有一些不恰当的语言,比如说刺激这个孩子的利益了,就会有一种逆反的心态,可能他就会出现一些小的暴力行为,比如说妈妈的肚子大了,不能抱他了,或者觉得爸爸妈妈不爱自己了,他可能就会用小拳头,用脚去踢妈妈的肚子,所以这样可能就会给妈妈造成一些风险,尤其是到中期妊娠,子宫已经出了盆腔,这种外力的作用就有可能导致胎盘早剥等并发症的发生。还有一些情况,就是孩子比较小,他不知道妈妈在干什么,就要妈妈抱,妈妈怀孕到中晚期的时候,这种负重过多的话,可能会导致流产、早产或者是出现其他的一些意外情况。

◇ **二胎妈妈其实特别不容易,首先年龄大了,年龄大意味着什么?**

这是自然规律,也就是说在第二胎的时候往往比第一胎的时候年龄相对偏大一点,尤其是今年的第二胎,35周岁以上的人就相对多一些,还有一些在40岁以上的,高危妊娠的也就多了,妊娠期糖尿病、高血压、甲状腺疾病、贫血等问题就比较多了。在此提醒大家一定要关注体重的问题,觉得生孩子要加强营养,就是说一旦怀孕了就胡吃海喝的,会出现体重过度增长。实际上孕期体重增长的幅度是由你的基础体重来决定的。基础体重越高,孕期需要增长的空间越小。所以说对于二胎妈妈而言,注意体重的控制是首要的,体重控制好了,可能妊娠期糖尿病、高血压的发生率也就少了。巨大儿的发生率也会少一些,巨大儿的发生除了导致难产的发生率、剖宫产率增高外,还会影响孩子将来的身体健康。

◇第一胎做了剖宫产的妈妈再次妊娠会遇到什么问题?

这一人群很多,因为咱们有一段时间,大家就觉得我就生这一个孩子,剖就剖吧,剖宫产率很高。剖的只是比较快,说剖的痛苦小,这是一种误区,剖宫产是解决难产的一个补救措施,并不是一个正常的分娩方式,它要比自然分娩的风险多得多。这一部分妈妈要准备生二胎的话更应该注意,因为她这个子宫受过创伤,也就是我们通俗说的瘢痕子宫。这种瘢痕子宫再去妊娠,可能会给孕妇造成一定的风险,假如说妊娠囊着床在子宫的瘢痕上面可能就会出现一部分胎盘植入的问题,假如说再合并有胎盘的前置,也就是覆盖到子宫内口的这种胎盘,可能还会引起致命性的出血。

这就是强调孕前和孕早期检查的重要性。在孕早期或者是在孕前要进行一个评估,检查一下第一次手术伤口的愈合状态,这是第一个方面。另外,孕早期就要看一下胚囊着床的位置。假如说是在瘢痕上,我们就要尽早地处理。如不处理,任由它发展的话,到中期妊娠的时候处理起来就比较麻烦,风险也会增加很多。

◇ **为什么要做系统保健？每次来检查的时候,要量血压、体重、腹围、宫高,很简单的一些事情,为什么一定要做？**

每一次检查,大夫都要做一个记录,只有这种动态的变化,我们才可以看到孩子的动态的生长过程是否正常,而不是说我今天来做一个B超,明天来再做一个B超,拿着这个B超叫大夫去看,这不叫做系统的保健,这是一种想起来的随意检查。系统性的围产期保健是要定时定点,也就是说最少每一个孕周要在5次以上,并且这5次,并不是说今天来了,明天也来了,那不算。只有说这5次必须要有一次在孕早期,两次在孕中期,两次在孕晚期,这是最低的标准。实际咱们的教科书上,检查的次数要更多一些。要求是怀孕12周之前就要建立围产期保健卡,到孕中期4周一次,28周以后2周查一次,36周以后1周查一次,这才是围产期系统保健。这里还要提到一点,大于35周岁的孕妇不仅要定期检查,还要做好产前诊断工作,因为这一部分人胎儿的遗传性疾病发生率会高一点,所以更要做产前诊断。

◇产后康复都包含了哪些内容？为什么还有一个产后康复呢？

"产后康复"是这几年大家提出来的一个名词，实际上就是产褥期保健。产褥期保健就是说从分娩以后到除了乳房之外孕妇其他的所有器官恢复到孕期状态这么一个时期。传统的坐月子都是自然康复，就是说不能出去，只能在家里待着。过去一说坐月子，怕着风，不让出门，在家里胡吃海喝的，吃得特别胖。等到满月后，大腹便便的，再加上抱一个孩子，自己去做复查的时候，一看那个肚子，好像怀孕六七个月一样。

现在提到的这个产妇康复，也就是产后的妇女怎样科学坐月子，少生病或不生病。作为职业女性当温饱问题解决以后，我们更应该关注生活质量，提出来主动康复的理念。比如说产后的子宫恢复好了，出血就会少，产妇身体就会恢复快，贫血发生率就低，主动地给她提供这种服务。还有就是乳房、乳腺的问题，大家生完孩子以后，主要关注啥呢？让宝宝吃饱，大家都知道母乳喂养的好处非常多，对妈妈也好，对孩子也好，并且又经济实惠、温热适中，对吧？抱起来了就直接可以喂了。

产后早接触、早开奶，按需哺乳是保障做好母乳喂养的前提，实际也是子宫康复的一种方式和方法。指导好母乳喂养一个是奶下来得早，另外一个方面是哺乳的次数越多，子宫就恢复得越好。很多产后妈妈会告诉你，孩子一吃奶就能感觉到子宫的收缩。它会减少子宫出血。当然咱们现在还借助一些仪器设备做一些帮助子宫收缩的治疗。另外，还有促进母乳分泌的一些像理疗、按摩的方式和方法。

母乳喂养失败的原因,一个是孩子不愿意吃,觉得费劲、量少、没有信心;另外一个就是妈妈总是感觉自己不会喂,孩子吃不饱,尤其是剖宫产后的这一部分人,她就觉得肚子特别疼,你还让喂奶,觉得特痛苦。还有一些由于种种原因造成母子分离,借助理疗保持泌乳也是一个很好的方法。实际上我们一直提倡促进自然分娩,尽量避免剖宫产。

◇ 第一胎是剖的,那第二胎是不是必须还要剖?

不一定,第二胎是否剖宫产要进行综合评估。瘢痕子宫阴道分娩有一定风险。现在在有条件的医院开展了剖宫产后阴道试产。比如说在省妇幼产房内就有即刻剖宫产手术室,给瘢痕子宫的阴道分娩提供了一个很好的保障。

◇ 产褥期如何控制体重?

因为大家觉得我要喂奶,不让我吃,怎么喂呢?所以就胡吃海喝,出现那种大腹便便。现在的产后康复理念是产褥期的任何一天都给你提供一系列服务,并不是要等到你满月才来检查。比如说,产后又想喂奶,又不想发胖,怎么办?这也是目前产后康复提供的一种服务。产后的塑形治疗即不影响你的营养,又保证泌乳,可以把松弛的腹部给紧致起来。

生完孩子以后,腹壁往往比较松弛。正常情况下腹直肌是竖行二块肌肉,维持咱们的形体,在脐部是摸不到它的缝隙的,可是当怀孕肚子增大之后,腹直肌往两边分开,我们叫作腹直肌分离。腹直肌一旦分离了以后,皮肤又松弛,脂肪的沉积可能就会出现在腹部,无奈勒上腹带,这样只是把你多余的脂肪给勒到腹腔里面去了,外面看着你比较苗条了,实际你的脂肪没有少一点。我的提议产后禁止用腹带。

◇产后康复是从坐完月子之后开始呢?还是从生下孩子之后的那一刻就要开始了呢?

像子宫的康复产后即可,形体的康复在自然分娩后24小时以后就可以进行。剖宫产的话,要等到腹部伤口愈合好,在产后半个月开始。产后42天以后,我们再进行盆底的康复治疗。

医生答疑

问:很多女性都在生孩子之前准备好了腹带,那么,腹带为什么不能用?

胡孟彩:有的人生完孩子以后,5年以后或者10年以后,到35岁、40岁的时候就会出现打喷嚏、咳嗽,出现尿失禁的问题。这个就叫作盆底障碍性疾病。盆底障碍性疾病男性、女性都会有,但是女性平均要比男性的发病率高,比男性发病的年龄也要提前。它与女性的妊娠和分娩有直接关系。

女人生完孩子以后,一定要进行盆底肌恢复训练。盆底就像一个弹簧床一样,承载着盆腔脏器的压力。在整个孕期,有一二十斤的重量给它压力,生完以后,把这个压迫解除了,你又把这个腹带给打上去,这可能会造成这种盆底肌的恢复延迟或者是再次的一种损伤。所以,产后的体重控制,不是要你控制饮食,也不是要你打上腹带不吃饭,我们要科学地去锻炼,在医生的指导下借助一些仪器设备来进行形体和盆底的康复治疗。产后早期进行盆底的康复治疗，可能就会把女性盆底障碍性疾病的发生推迟几年或减少一些。

有趣的现象——多胞胎

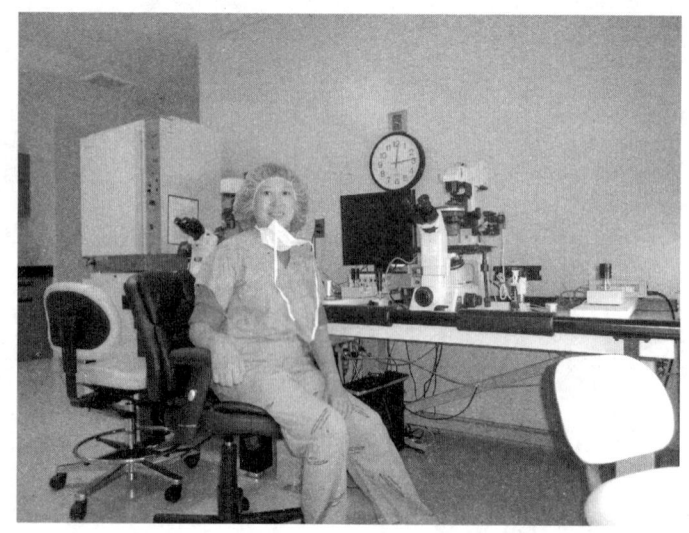

孙丽君,生殖医学博士、教授、主任医师、硕士研究生导师、郑州大学第三附属医院生殖医学中心副主任、河南省生殖医学分会、生殖免疫分会常委、国家卫计委人类辅助生殖技术评审专家。

1986年毕业于河南医科大学医疗系,一直从事妇产科临床、科研及教学工作。2004考取华中科技大学同济医院生殖医学博士研究生,2007年毕业获博士学位。

1998年开始从事生殖医学工作,曾在海南医学院、重庆妇产医院、南京医科大学、同济医学院进修学习生殖内分泌及辅助生殖技术。擅长各种生殖内分泌疾病及不孕不育的诊治;熟练掌握人工授精、试管婴儿及胚胎冷冻复苏等各项技术操作;具有丰富的临床及胚胎实验室管理经验。2012年作为访问学者,在美国EMORY大学妇产科及生殖中心进修学习,开展了高雌孕激素对子宫内膜间质细胞蜕膜化影响的研究,并与国外学者进行了充分的学术交流。

主持省科技厅、教育厅及卫生厅科研课题多项,4项科研成果分别获省科技厅科技进步二等奖及三等奖。

河南农村广播《健康河南》节目特邀嘉宾。

过去谁家生双胞胎,那可是轰动性的新闻,现在有四胞胎、五胞胎,在印度甚至还有九胞胎,那这么多孩子是怎么生出来的呢?

◇神秘的多胞胎到底是怎么形成的呢?

多胞胎近些年发生率确实是大大地增加了,这个主要是跟不孕不育的治疗有关系。现在促排卵药物的大量应用,可能会导致多个卵泡的发育,怀孕的时候就容易导致多胞胎的发生。还有辅助生殖技术的开展,试管婴儿这些技术,允许移植2~3个胚胎,这样也导致多胞胎的发生。以前多胞胎的发生主要跟家族遗传有关。有些人家里爷爷奶奶,或者父亲母亲那一代,发生了双胞胎,可能子代发生双胞胎的概率大一些。但是现在主要是和促排卵有关。双胞胎的发生率以前统计,大概80∶1,就是80个怀孕里边,可能有一个双胞胎,而三胎的发生率,一般是6 400∶1,所以过去的发生率是很低的。

◇多胞胎会遗传吗?和年龄有关系吗?

这个可能没有很肯定的科学依据,比如遗传,到底是怎么遗传的,现在都不是很明确的,目前来说,主要还是和促排卵药物的应用有关系。

和年龄有一定关系。比如我们做试管婴儿时候,年轻的病人怀孕率比较高,可能她怀双胎的概率也比较高,这个主要是做试管,她移植了2~3个胚胎,因为她比较年轻,她容易怀,就是这2~3个都长上了,她就是多胞胎。而年龄大的呢,你也给她2~3个胚胎,她可能就长了一个,所以说可能和年龄有一定的关系。

◇促排卵药可以自己买来试试吗?

不行,应该严格在医生的指导下应用,因为促排卵药物是有副作用的,而且每个人对药物的反应不一样,有些人吃了以后,反应很强烈,一下子就能长很多卵泡,那就容易发生一种疾病叫作卵巢过度刺激综合征,这个病一旦发生,尤其是一旦怀孕,会有一段时间很严重,病人会出现胸水、腹水,甚至有的有血栓形成。病人有一些可能发生脑梗死,最后可能出现偏瘫、失语,严重的甚至会威胁生命。所以我们临床上应用这些药物时,是一定要在医生的监护下,如果应用后排卵特别多了,那么这个月我们是不能让她怀孕的,让她放弃治疗,否则一旦怀孕将很危险。

◇医生在什么样情况下,会给病人开这样的促排卵药物呢?

促排卵药物的应用主要是对不排卵的患者,比如她月经不调,有排卵障碍,比如多囊卵巢综合征,不排卵,那么我们可以给她应用一些促排卵药物,促进患者卵泡的生长、成熟,如果有正常的排卵功能的话,不应用这些促排卵药物的。即使是医生给开了促排卵的药物,也是要在监控下来服用。病人要定期做B超,看长了几个卵泡,需要加量,还是减量,一定要调控。

◇ 如果用了促排卵,发现有很多卵泡,医生会怎么做?

如果卵泡长得太多了,超过3个以上,我们一般是建议病人放弃这个周期怀孕。如果不放弃的,她怀孕了,这个病人就要来做减胎。减胎的时候可能会导致流产、感染等发生。那么如果病人实在不愿意放弃呢,我们还可以把多余的卵泡穿刺掉,这也是一种办法。如果怀了多胞胎,我们一般是在怀孕60天之内进行减胎,选择性地减掉1个。

◇ 穿刺会影响其他胚胎的发育吗?

一般不会。但减胎是在阴道B超下穿刺,从阴道经过的,阴道本身是个有菌的地方,减胎的同时对子宫也是个刺激,一方面可能感染,另一方面可能刺激子宫收缩,导致流产,所以也是有一定风险的。

◇ 什么样的情况需要做试管婴儿呢?

试管婴儿是有严格指征的,这些技术也是国家卫计委严格控制的。对于输卵管梗阻的不孕女性,因为输卵管梗阻,精子卵子不能结合,我们这时候可能给她做试管,这个叫作常规的体外受精——胚胎移植,也就是俗称的"一代试管婴儿"。还有一种,就是对严重的男性少、弱精,那么我们是做卵母细胞单精子注射,这个也就是俗称的"二代试管婴儿"。还有一个叫作胚胎种植前遗传学诊断,这个是针对有遗传病的一些夫妇,我们在她胚胎形成以后,取一个卵裂球进行活检,如果我们发现,这个胚胎是正常的,再把这个胚胎种植进去,叫作"三代试管婴儿",即胚胎植入前遗传学诊断(preimplantation genetic diagnosis,PGD)。

◇ **如果现在不想要孩子,年龄大一些怎么办,先把胚胎冷冻起来可以吗?**

现在咱们国家还不允许没有指征单纯去冷冻胚胎。一般我们还是,因为她有指征来做试管了,胚胎多,我们就给她冻起来了。但是为了保存生育能力,专门冻起来,这个花费比较大,也没有这个必要。我们主张该怀孕的时候,还是首先怀孕生孩子,到什么年龄干什么事,就是说不要把希望寄托在冷冻保存上。

◇ **生多胎与生单胎相比,危险都有哪些呢?**

多胞胎首先容易发生早产流产,因为子宫本身是装一个孩子的,这时候让它装3~4个孩子,那它就负担太重了。可能到不了足月,就诱发宫缩,可能这些孩子都保不住。还有一个是多胞胎容易诱发妊娠高血压综合征,这个是对妈妈的一种危害,妊高征又容易发生早产,胎儿低体重等。多胞胎分娩了以后母亲容易发生宫缩乏力,造成产后出血等。所以总的来说,多胞胎对大人孩子都是很有风险的。

◇ **长期服用叶酸会增加生多胞胎的概率吗?**

这个不科学,因为叶酸吃的目的是预防胎儿神经管畸形的发生，倒没有导致多胞胎的作用。即使是长期服用的话，也不会增加概率。

医生答疑

无助的小英（网名）说她去做了监测，发现有6个大卵泡，医生说可能是多胎，还有可能过激，要住院，她说有点害怕，但是又不想放弃这次机会，这已经是第二次促排了，第一次38天就生化了，特别害怕生化该怎么办呢？

孙丽君：我觉得她最好放弃，因为长了6个卵泡，确实是太多了，万一怀孕的话，发生多胞胎和过激，风险很大。如果她实在想要，建议去做B超看一下，能不能把一些多余的卵泡穿刺掉。穿刺卵泡和穿刺胚胎不一样，穿刺卵泡风险比穿刺胚胎会小一些，当然她也有可能发生出血、感染，但是穿刺胚胎容易发生流产。我们是除了减胎病人穿刺住院以外，一般的囊肿穿刺，或者是卵泡穿刺，穿刺完病人就回家，不需要住院。

她提到的第一次排的时候，38天就生化了，这次有点害怕，为什么会出现生化呢？

孙丽君：生化的原因很多，现在流产的发生概率也很高。流产可能和遗传因素有关，她夫妻双方的染色体，还有一个就是血型，是不是她丈夫和她血型不合，还有一些如子宫畸形、易栓症、免疫性因素等。一般一次流产，我们不要求病人必须去做检查，如果她反复发生流产，2~3次以上，我们建议她要做全面的检查。

二孩带来的喜与忧

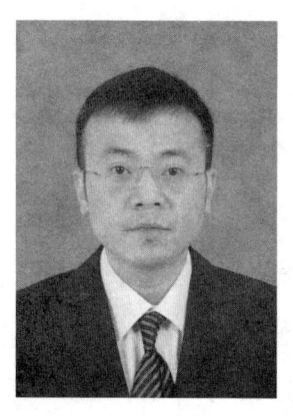

张庆，男，44岁，硕士生导师，主任医师、产科主任，中华医学会河南省围产医学分会常务委员，河南省妇幼保健协会高危妊娠专业副主委，河南医学会遗传分会委员，河南省免疫学会生殖免疫分会委员，河南省医疗事故鉴定专家库成员。1996年毕业于中南大学湘雅医学院（原湖南医科大学）临床医学系，1996年至今在郑州大学第二附属医院妇产科从事临床、教学、科研工作，2011年10月至2012年2月赴中南大学家辉遗传医院国家遗传重点实验室研修，2012年3月至6月赴德国拜仁州医院交流学习妇产科临床诊治新技术。长期从事妇产科临床、教学、科研工作，具有较强的临床诊疗能力，手术技能熟练。擅长临床遗传咨询、危重症产科及母胎医学。

河南农村广播《健康河南》节目特邀嘉宾。

《人口与计划生育法》修正案草案明确全国统一实施全面二孩政策，提倡一对夫妻生育两个子女，符合法定条件的，可以要求安排再生育子女。《人口与计划生育法》修正案草案删除了对晚婚晚育夫妻、独生子女父母进行奖励的规定，同时明确按照老人老办法的原则,法律修改前按照规定应当享受奖励扶助的计划生育家庭老年人、独生子女父母和独生子女发生意外伤残、死亡的父母可继续享受奖励扶助。根据实施全面两孩政策的新形式,规定符合政策生育的夫妻可以获得延长生育假的奖励,或者其他福利待遇。

◇ 高龄产妇的风险很高吗?

是的,随着年龄的增长,高龄产妇确确实实面临很多问题,我把它简单总结成"一难,一易,三多",所谓的"一难,一易"指的是怀孕难,怀孕以后流产易,容易发生流产。"三多"第一多指的是高龄产妇妊娠并发症多;第二多指的是婴儿出生后,带有缺陷的风险也在明显增多;另外,我们都知道中国的剖宫产率居高不下,尤其是20世纪90年代以后,这就导致再生育的时候瘢痕子宫的概率增大;所谓的第三多,即出现的风险也在明显增加。这就是所谓的"一难,一易,三多"。

◇ 高龄产妇怀孕有多难?

我们医学上界定这个高龄初产有一个指标,就是35岁以上的女性我们叫高龄初产妇。咱们先说怀孕难,35岁以上的女性,生育能力开始下降,有一组数据,平均来说35岁以上的女性,一年的累计生育率大概75%左右,假如,再过5年,40岁,基本上一年怀孕概率大概降到40%~50%。超过45岁怀孕是件非常困难的事,完全靠自己自然妊娠的概率降到不到1%,这是一个非常小的数据。因为女性的卵子储备是有一定的限制的,随着年龄的增长,卵子的储备数量明显下降,再加上卵子质量也在下降,就使得受孕概率在明显地降低,这就是为什么高龄女性怀孕难,确实怀孕难。

病例分析

全面放开二孩的政策实施之后,一些已经过了最佳生育年龄段的妈妈,又动起了再一次怀孕生儿育女的心思。然而当上周末54岁的许莉(音)在29岁的女儿陪同之下,坐在了广东一家医院医生林云面前吐露想再要一个孩子愿望的时候,对高龄孕产妇已经见怪不怪的医生,还是大大地吃了一惊。今年54岁的许莉是一名公务员,25岁就生了女孩,与丈夫感情一直非常的不错,安静的生活,乖巧的女儿,令这对夫妇一直有想再生一个孩子的想法,只是身在体制内,违反计划生育的政策是要付出代价的,对于许莉来说难以承受,许莉带着强烈的心酸诉说着,生下女儿后可能是因为避孕失败,又可能是因为心存侥幸,又或者是破釜沉舟想要再生,但最终又都放弃,她曾经怀孕过8次,但都流产了。医生检查后认为许莉自身的身体状况,没有了自然受孕的可能。

张庆:这种概率是非常非常低的,我给她一个建议,她如果确确实实还有这个勇气,愿意生第二个孩子的话,我建议她接受辅助生殖技术,概率可能还会高一些。

◎ 高龄产妇容易流产吗?

是这样,流产其实是一种自然的现象,是大自然优胜劣汰的一个法则。正常人群里面流产率在15%左右,这是大自然的法则,优胜劣汰,好的种子就留下来,不好的种子就把它淘汰掉。这是一个很难接受的事情,但是确确实实就是事实。随着年龄的增长,不仅卵子质量在下降,而且身体的健康状况也在下降,这就使得流产和胚胎停止发育的发生率在明显的升高。40岁左右的时候,流产率已经从15%上升到35%了。45岁流产率达到50%~60%。最主要的原因就是年龄的增长导致卵子质量下降,当然男性精子质量也会下降,使得受精卵发生染色体异常的概率在明显地升高,当然不仅是染色体异常,还包括一些基因的异常,如一些生化因素、理化因素导致胚胎发育的缺陷。

◇ 有什么保胎措施吗?

对于高龄孕妇,早期的流产从我们医学角度来说,我们不建议过度地保胎。为什么,我前面说了往往是受精卵具有遗传缺陷,在存在有遗传缺陷的情况下,如果你强行保胎,有可能使得发生新生儿缺陷的概率明显增加。咱们举个例子,在你保胎以后,那个不好的种子被留了下来,那么不好的种子可能就会结出一个不好的果实。所以还是应该更多的顺其自然。

◇ 高龄孕妇有哪些常见并发症?

咱们先谈出生缺陷,我举个例子,大家比较熟知的所谓唐氏儿,就是先天愚型。它的发生原因是第21号染色体,多了一条染色体,我们叫21-三体综合征,即唐氏综合征。这种疾病是我们目前染色体异常中比较常见的一种疾病,它的主要表现是生出先天愚型儿,当然还包括其他的一些缺陷。女性如果在35岁怀孕的话,其小孩发生唐氏综合征的风险是1/378,那么患所有染色体的风险是1/192;到40岁的时候,患唐氏综合征的风险已经上升到1/106左右。说到妊娠并发症时我们还需要关注一个问题,第一个高龄孕产妇出现妊娠糖尿病,我们称为妊娠糖尿病(gestational diabetes mellitus, GDM),包括合并一些甲状腺的疾病,以及很多高龄女性可能本身就合并有一些慢性的疾病,这就使得妊娠并发症发生率明显的升高,妊娠并发症发生升高以后的话,导致在整个孕期和分娩过程中会出现各种各样的难题,包括胎儿的异常、母体的异常及出血风险的增加。

◇第一胎剖宫产,第二胎是否适合怀孕?

全面实施二孩政策以后,面临二胎问题,这就使得瘢痕子宫再次妊娠的风险在明显的升高。这种情况如果想怀孕,首先要做评估,看子宫修复情况怎么样。另外,在妊娠的时候,就要通过早期的超声来明确瘢痕着床的部位,如果着床的部位是在瘢痕处的话,我们建议早期的终止,就不要让它进一步发展成为所谓的凶险性胎盘。当然了,如果是瘢痕正常着床的话,我们也希望瘢痕子宫的女性选择在剖宫产2年以后再怀孕,因为这个时候,瘢痕强度已经达到了再次妊娠的要求,但是并不是说时间越长越好,如果时间非常长的话,那么瘢痕的强度会再次发生变化,有可能会出现更多的风险。

医生答疑

问:既是高龄孕妇,又是瘢痕子宫,问题比较多的,想要做妈妈们的这些妇女同胞们,该怎么办呢,请给大家指条明路。

张庆:说了那么多风险,我想大部分瘢痕子宫想要再生育的母亲,是完全可以安全分娩的,前提条件是一旦你决定要妊娠,首先要找医生做一个健康风险的评估。这也就是我们开设再生育门诊的目的之一,就是我们要保证瘢痕子宫再次妊娠这些母亲的安全。对,瘢痕子宫妇女在怀孕之前就应该进行再生育风险的评估,在孕期也要正常的做围产保健,甚至要比其他的正常的母亲做得次数多。

问:第一胎剖宫产了,第二胎也必须剖吗,还是可以选择顺产?

张庆:理论上来说,第一胎剖完以后,如果你没有再一次剖宫产指征,同时你具备顺产的条件,孩子不是很大,我们会有一个瘢痕子宫评分,如果你的评分达到了我们的要求,你可以考虑顺产,当然它的风险也明显的增加,这时候就需要我们医生更多的关注这个病人,我们会做很多很多的准备,会做很多很多风险的防范,尤其是瘢痕子宫破裂这种风险,我们要时时刻刻警惕。

二胎时代，一定要做个好爸爸

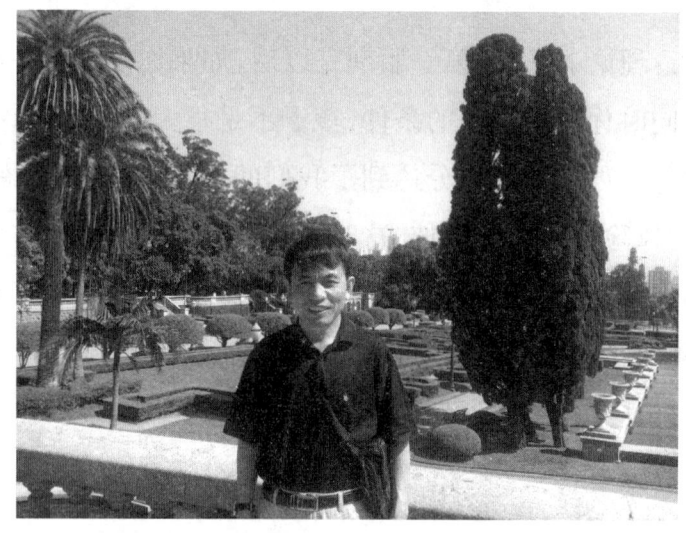

孙自学，河南中医药大学第二附属医院中西医结合生殖与男科诊疗中心主任，二级主任医师、教授、博士生导师、河南省优秀专家，首届河南省名中医，河南省十大中医临床学科领军人才之一，国家中医重点学科学术带头人，国家中医药管理局重点学科——中医男科学科带头人，国家中医重点专科优势病种——男性不育全国协作组组长。现兼任中华中医药学会生殖医学分会主任委员、中国中西医结合学会男科专业委员会副主任委员，中华中医药学会男科分会副主任委员、河南省中医、中西医结合生殖医学专业、男科专业委员会主任委员等。擅长男科病和生殖功能障碍性疾病的中西医治疗。

河南农村广播《健康河南》节目特邀嘉宾。

◇女性的最佳生育年龄为23～30岁,男性有最佳生育年龄吗?

男女一样,均有最佳生育年龄。一般认为,男性的最佳生育年龄为25～35岁。

◇随着年龄的增长,男性精子质量会下降吗?

会的,这是一个自然生理过程。年龄是影响精子质量的一个重要因素,此外,生活、工作环境如高温、辐射、空气污染和不良的生活习惯如吸烟、喝酒、久坐等均是引起精子质量下降的常见原因。

◇如果男性患上不育或者生殖障碍,是否意味着不能再有孩子了?

不能这样讲,要区别对待。如果仅仅是精子质量下降,如弱精子症、少精子症等,一般来说仍能让生殖能力正常的配偶怀孕;如果是无精子症,且生产精子的加工厂——睾丸,或附睾中有精子,也就是我们医学上所说的"梗阻性无精子症",通过科学治疗,或借助现代辅助生殖技术,还是有可能有自己的孩子的。如果睾丸中也没有精子,可以说就宣判"死刑"了,就不可能有自己的孩子了。

◎ 现在很多想生二胎的爸爸、妈妈们年龄真是不算年轻，女性40岁以后怀孕的概率就很低了，对男性来说，是否也是这样？

这要看此时男性及配偶的生殖能力状况。如果男性是无精子症，那就不可能使配偶怀孕，即便配偶生殖能力正常。

◎ 这是"二胎"，怎么会"无精子"呢？

出现像这种情况的人，很多很多。已经生过孩子，肯定生育没有问题，认为"无精子"更是不会落在自己的头上。实际在临床上，这种情况并不少见。其原因主要有3个方面：①原本睾丸的生精功能就差，精子浓度就很低，但因夫妻双方年轻，精子的活力，或配偶的生殖能力也强，怀孕自然没有问题，但是，随着年龄的增长，加上其他不良因素等的影响，最后就有可能出现"无精子"。②可能因生殖道感染，引起输精管道的堵塞，出现无精子。③可能之后得了腮腺炎，引起了病毒性睾丸炎，出现生精障碍，引起"无精子"。请大家记住，精子质量受诸多因素的影响，波动较大，以前好，现在可能不好；以往行，当下可能不行。

◎ 如何进行男性生殖能力的检查呢？

相对于女性而言，对男性生殖能力的检查，要方便得多。到正规医院男科或生殖科，且在生殖实验室建设方面做得比较好的医院，做一精液分析，就可对其生殖能力做一初步评判。

◇是否所有的医院都能做精液分析？

很多医院都能做，但是做的不规范，就是说，做出来的报告临床参考价值不大。虽然是做了一个精液分析，但是查的很简单，或者说他们在质量控制方面做得很不够。我们经常遇到病人拿着精液分析单让我们看，非常差，结果到我们这一检查，非常好。当然，做一个规范的精液分析，需要患者与生殖实验室的共同努力。

◇对被检查者来说，取精液时应该注意哪些事项？

取精液时最好由本人手淫法自行采取，若采集不当就会对检查结果造成影响。取标本时必须注意以下6点：

1. 采精液标本前必须禁欲，一般为3~7天。在采集前最好用肥皂水清洗双手和外阴。

2. 采集的标本必须是全段精液，并盛放于实验室提供的容器内。

3. 应告知实验室工作人员采集精液的具体时间，有无遗漏等相关情况。

4. 如不在医院采集，精液标本必须在1小时内（保持适宜的温度下）送到实验室。

5. 采集精液后，在转送实验室的过程中，温度应保持在25~35度，若在冬季应放于内衣口袋内。如低于20度或高于40度，则影响精子活力、活动度及精液液化，其分析结果对临床指导价值不大。

6. 若一次精液分析异常者，应至少间隔两周后，在其自我感觉身体、心理状况都比较好的时候再复查,一般要检查2~3次才能确诊。

◇有些男士不想去医院做检查,生殖能力能做自我评估或判断吗?

办法是有的,我希望男士尤其没有生育的男士,应该了解或学会这些方法,对预防男性不育的发生,或对不育的早期诊断、早期治疗都有非常重要的指导作用。男性生殖能力是否正常主要体现在3个方面:即生殖器官(包括内外生殖器)发育是否正常;男性性功能是否正常和精液质量是否正常。我们认为如果做好以下几点,男士就可对自己的生殖能力是否正常做一初步评判:

1. 注意自己的第二性征发育是否正常。如果进入青春期或已经成年要留意自己的第二性征情况,如是否有喉结,阴毛是否茂密,阴茎是否短小,阴囊内是否有睾丸。如有异常应尽早到医院检查。

2. 皮肤是否过于细腻和白净。

3. 注意阴囊一侧或双侧是否下垂,或者有坠胀疼痛的感觉,或者一侧睾丸较另一侧明显肿大甚至疼痛等。以便尽早发现是否患有精索静脉曲张,或睾丸鞘膜积液、睾丸附睾炎甚至睾丸肿瘤。

4. 不管是青春期前或后,只要得过流行性腮腺炎并伴有一侧睾丸肿痛者,在治愈至少半年后一定要到医院做精液分析检查,以了解腮腺炎性睾丸炎对生殖能力的影响。

5. 夫妻生活是否和谐"性福"。是否有不射精(无性生活快感，无射精动作）、逆行射精（有射精动作和性快感）以及阴茎是否不能正常勃起插入阴道，或者阴茎勃起正常但尚未插入就射精等情况发生。

6. 在没有过度自慰或者纵欲的情况下，是否经常出现精液清稀清冷，并伴有四肢怕冷，腰膝酸软等症状。或精液色黄黏稠，阴囊潮湿和盗汗等临床表现。如有上述情况建议到医院做精液分析检查，以了解精浆和精子质量状况。

7. 嗅觉是否正常，如果香臭不分，进入青春期或成年后睾丸小、阴茎小者，要尽快检查。如诊断是低促性腺功能减退综合征（Kallmann 综合征），尽早治疗有可能还会有自己的孩子。

8. 青春期后或成年人没有出现过遗精或很少遗精，或即使遗精量也很少，或偶尔的一次手淫精液量也很少；或结婚后每次性生活精液量都很少者，应尽早到医院做精液分析和体格检查，以明确睾丸、输精管和精囊腺是否发育异常，是否存在射精管阻塞等。

9. 如果您是厨师、电焊工、油漆工、IT 职业者及从事放射工作的人员等，或有烟酒嗜好者，应做精液分析了解生殖能力。

10. 如果您患有糖尿病、甲状腺功能异常、溃疡性结肠炎、类风湿等疾病，经常服用柳氮磺胺嘧啶、雷公藤多甙及强的松等药物者，一定要注意检查精液。

◇ 计划要"二胎"的男士是否都应该到医院做检查？

原则应该这样，通过检查，一则可以了解自己的生殖能力是否正常；二则确定是否有影响"优生"的因素存在。随着国家"二胎"政策的全面放开，"胎停育"的情况明显增多，所以做好孕前优生的相关准备非常有必要。在这个问题上,可以说"重女轻男"现象严重,生孩子是男女双方的事情,男方的优生系列检查与女方同样重要。

但对想要"二胎"且有以下情况的男士必须到医院做检查:

1. 曾生育过不健康的宝宝。

2. 平时应酬多,有喝酒、抽烟等不良生活习惯者。

3. 从事某些对生殖功能有影响的职业者,如电焊工、厨师、油漆工、IT行业等。

4. 有过泌尿生殖系感染病史,或生殖系有外伤史,或生育头胎后曾患腮腺炎伴发睾丸炎者。

5. 年龄超过35岁者。

6. 患有某些慢性疾病者,如糖尿病、风湿类疾病、肝病或肾病患者等。

精液分析属于优生系列检查吗?还要做其他检查吗?

精液分析不属于优生系列检查项目,我们经常讲的优生四项,是指巨细胞病毒、风疹病毒、单纯疱疹病毒、弓形虫等。还有精子DNA完整性检查、精液的衣原体、支原体及血型等。

◇"胎停育"现在很普遍,这全是女性的原因吗?是不是男性也占了一定比例?具体有哪些原因呢?

当然不仅是女性的原因。发生流产,或"胎停育",如果发生

1次,可能是一个"优胜劣汰"自然选择的结果,建议夫妻双方不宜做太多检查,更不要紧张;如果发生2次以上,我们医学上称为"复发性流产",这时就要高度重视了,夫妻双方都应在专科医生的指导下,进行相关检查。发生这种情况的原因,是很复杂的,比如遗传因素、免疫因素、感染因素、子宫畸形等。但遗憾的是,在目前技术条件下,相当一部分胎停育的病人还查不出具体的原因,母亲、父亲查了半天,都挺正常。也许是某些环境因素影响了胚胎。

◇如果得了男性不育是看中医好还是看西医好?

中医、西医是两个不同的医学体系,中医、西医在诊治男性不育方面各有优势和不足,在诊疗方法、诊疗路径和诊疗思维等方面有着本质区别。不能简单地说,男性不育看中医好,或者说看西医好。社会在发展,技术在进步,我们不仅要传承老祖先给我们留下的宝贵财富,更需创新发展,为人类的生殖事业和健康做出更大的贡献。所以我们一直倡导男性不育的诊疗要中西医结合,这样才能更好地发挥各自的特色和技术专长。

严格来讲,男性不育并不是一个独立疾病,而是各种原因共同影响所引起的一种结果。如能查出病因,对其治疗方案的制定和预后判断具有重要指导意义。对不育患者而言,医生首先要对患者进行询问,其次就是必须对患者进行体格检查,了解其生殖器官的发育情况。必须让患者做精液分析,其重要性前面已经说过。根据精子质量情况,在医生的建议下做有关病因学检查,如精浆分析、精子形态学分析等。如能明确病因,针对性治疗一般能够获得较好效果。因此,对不育患者来说,必要的检查一定要做,不要总认为检查花费多,检查了也未必查出病因,不如吃药治疗,这样也比较实惠,这种想法是错误的,千万要不得。

医生答疑

目前不育的治疗存在医疗陷阱,如何让患者规避医疗骗局?

我们根据近些年在临床的所见所闻和体会,现把我们总结的治疗男性不育常见的四大治疗骗局告诉大家。

骗局1——前列腺炎一定引起不育。前列腺炎尤其是慢性前列腺炎,是男性的一种常见病。它对生育的影响是有限的,并不是得了前列腺炎就一定引起精子质量下降和精浆异常而发生不育。它们二者之间没有必然联系。如果有的医生一再灌输这种观点,甚至给您推荐所谓的"最新疗法"等,让您治疗,您可要担心了,他在忽悠您!

骗局2——祖传秘方验方包治不育。我们不否认有些方子对有些原因引起的男性不育是有一定效果的,但若不加区分,不分析是何种原因引起的不育,所有患者都用该方该药,并承诺包治的这种做法,显然是不科学的。譬如:先天睾丸发育不良性无精子症(如克氏综合征染色体核性47,XXY)、46,XX男性综合征、先天输精管缺如性无精子症等不育,无论你吃何种药、吃多长时间,都是没有用的,结果只能是"人财两空",也就是说既不会治好生个孩子,也白白浪费了自己的辛苦钱。对那些故弄玄虚,把自己的疗法搞得很神秘,把自己奉为神医且一口承诺为您包治的医生,您要当心了!

骗局3——把脉看舌就断定不育原因。有的医生水平的确"很高",一把脉看舌就说你的精子质量如何如何,你的睾丸输精管怎样怎样等。我们知道中医、西医是两个不同的理论体系，就如同北京和上海是两个不同的城市一样，各有自己的特色。中医学由于受当时条件的限制，它对男性生殖器官的认识比较模糊笼统，没有睾丸、输精管和精索等名称，这些都是现代医学术语，更不知道精液由精子和精浆两部分组成，更没有弱精子、死精子等疾病名称。他们对精液的分析仅限于眼睛看，如精液清稀、精液黏稠、精液清冷、精液色黄、精液量少、精液量多以及有无精液等。中医对男性不育发病原因和机制的认识，常以湿热蕴结、肾虚、脾虚等来描述。这和现代医学所讲的病因和机制如炎症、阻塞等原因引起的不育完全不同。对那些不做任何检查，不看任何化验报告，把把脉，看看舌，说的全是现代医学词汇或名称的医生，患者朋友一定要当心了，这又是忽悠您！

骗局4——不管精子质量如何统统建议您做辅助生育。现代辅助生育技术的发展及在临床的大规模推广应用，为许多不孕不育患者带来了福音。但有些医疗机构把该技术过于商业化，只要查出男性精子质量有问题，就让患者做人工授精，或做试管婴儿。其实，绝大多数患者通过中西医结合治疗和综合调理，完全能够自然生育。做人工授精或试管婴儿，是没有办法的办法，是不能自然生育的补救措施，是有严格适应证的，切不可滥用。一切还是自然的好，孩子更是如此！

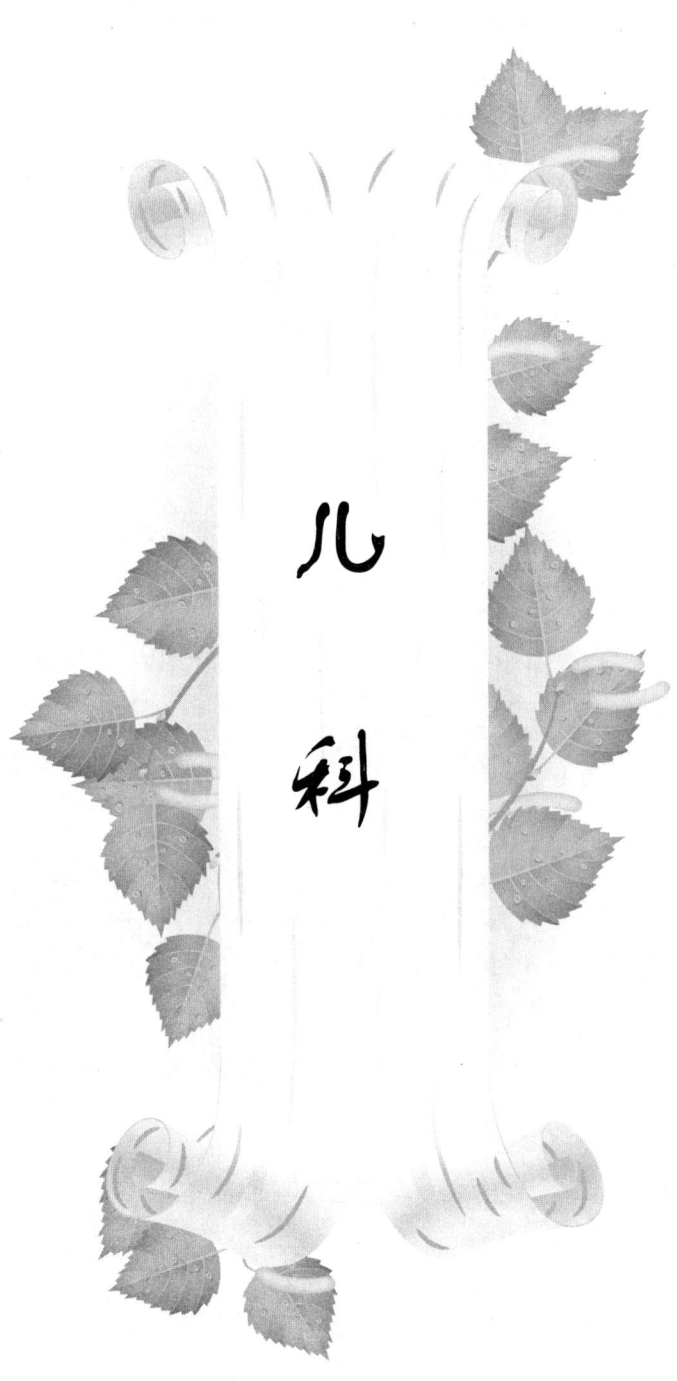

儿科

孩子为何反复咳嗽，家长要重视

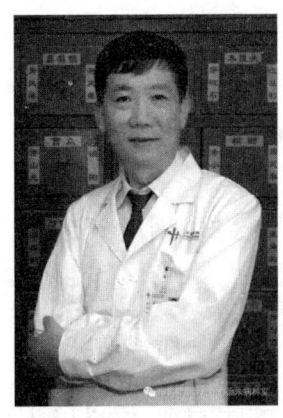

侯江红，现任河南中医药大学第二附属医院儿科诊疗中心主任、国医健康管理中心主任，中医儿科主任医师、教授、河南省名中医、中医儿科博士生导师、中医养生学硕士生导师、全国第二批名老中医学术继承人。

1983年毕业于河南中医学院中医系。国家中医药管理局"十二五"重点学科——中医养生学科带头人，国家中医药管理局"十二五"重点专科——中医预防与保健（治未病）专科负责人。

学术兼职：世界中医联合会儿科专业委员会常委、中华中医药学会儿科专业委员会委员、河南省中医养生保健专业委员会主任委员、世界中医联合会健康管理分会常委、世界中医联合会健康旅游分会常委。

研究方向：中医儿科学中医养生学、中医健康管理。

教学特点：重视学生综合能力和中医悟性的培养。

技术特点：擅用中医"调理"之法，尤擅长调理脾胃功能。临床中强调用药技巧。

擅长方向：胃肠功能异常引起的诸多临床和亚临床表现；免

疫功能紊乱引起的易感冒、复发性口疮、久咳、哮喘、慢性鼻炎;早衰引起的诸多临床和亚临床表现;中医健康管理方案规划;中医药健康产业顾问。

学术研究:发表专业论文20余篇,出版学术专著7部,获各级成果奖5项,主持国家"十一五"科技支撑计划1项、河南省科技攻关项目5项。

河南农村广播《健康河南》节目特邀嘉宾。

◇ 为什么一到冬季,感冒、咳嗽、发热的孩子特别多呢?

从中医来讲,冬天常见疾病,大多属于外感疾病,因为气候寒冷,又相对干燥,外邪易犯肺。如果家中有人感染病原体,出现感冒、发热、咳嗽等,甚则全家感病。生病跟孩子的体质状态也有关,尽管今年感冒、发热、咳嗽的孩子这么多,甚至得肺炎的孩子也多,但是有些孩子却安然无恙,这说明跟他本身的体质状态有关。

病例分析

我的孩子从1岁多到现在,一直就是咳嗽,咳嗽之前就会先流鼻涕、鼻塞,然后隔几天就开始反复的咳嗽,后来被诊断为喘息型肺炎小气道病变,还有过敏性哮喘,现在虽然好了,问怎么样能够增加他的抵抗力,因为每隔2~3个月都会生病,先鼻塞、流鼻涕,紧接着肺部就开始有啰音。

侯江红:像孩子这种情况中医称为久咳,指长期反复咳嗽不容易好,这样应该从免疫功能上去考虑,因为孩子早期是流鼻涕,这实际上已经处于一种咳嗽发作的病前状态了,像这种情况,平时要重恢复、调理,重建他的免疫平衡。比如说我们在疾病高发的季节,例如秋冬、早春,容易咳嗽的季节,提前给孩子保养一下,就像汽车一样,跑长途前给车保养,如果我们能调理好他的免疫功能,能有一冬天不怎么生病,他来年可能就会发作的越来越少,另外这种咳嗽的话,抗生素的使用还是要慎重。另外你这个孩子,可能因为老生病,给孩子搞得一冬天大门不出,二门不迈的,这样也未必好,在天气允许的时候适度的让孩子经风见雨,否则的话老像温室里种的花一样,反而也不好。

◇ 孩子久咳怎么办?

我觉得治疗的话,应该遵循这样一个原则,在孩子咳嗽的时候,严重的咳嗽,会造成炎症的扩散,会往下呼吸道转移,所以在严重咳嗽阶段,应该用多种多样的方法控制咳嗽,以防传变。咳嗽好转以后,还剩那么一丁点怎么办?中医叫病后之人,我们要通过孩子的饮食生活,也包括药物或者非药物的一些疗法,后期的康复过程,通过调理,减少这种咳嗽再次加重发生的机会。那么咳嗽间隔的时间越长,咳嗽发生的机会就越少,否则就像你说的那样,两三天就咳嗽,而且这种咳嗽的话,我不太主张每次都要用抗生素,因为大量药物,不良反应也是很重要的一个原因。还有一点,家长需要注意病后饮食生活起居调护,比如饮食方面,别让孩子吃太多干燥食品,饮食要规律,特别是孩子放假了,在家里饮食习惯随意性更强,大量喝饮料、酸奶,或者过多的膨化食品,都会增加孩子体内的内热,造成体内垃圾增多,进而影响免疫功能,同时孩子嘴巴不停,吃来吃去,其实很多咳嗽都跟吃有关,家长应该注意。

◇家长平时在饮食方面应注意哪些问题呢？

因为除了季节调理是由医生或家长共同完成，饮食也是很重要的一个内容，因为咳嗽复发有两种情况，一是比如说感冒了，再一个就是吃着了，吃坏了。怎么办呢？在高发病季节，我们尽量让孩子整顿吃饭，鱼类、虾类、肉，难以消化的食物量要适度。另外，不能吃过杂的食物，比如孩子一天到晚嘴巴不停，饮料、水果、干果、膨化食品不停。不要过甜，吃什么东西都放糖，很多甜东西会生痰，生痰多了，引起咳嗽的机会就增多，包括干燥的、煎炸的食物，过于酸性的食物，都会增加内热，造成体内垃圾多，然后影响孩子的咳嗽。总之，所有的食物都可以吃一点儿，但是要适度。饮食过多会加重孩子的胃肠负担，胃肠负担重导致免疫力低下，我们中医有个理论叫四季脾旺不受邪，脾胃功能保持良好，我们一年四季才能不受外邪干扰。

◇孩子睡觉会打呼噜，应该怎么解决，会不会影响孩子发育？

张口呼吸，包括小孩儿打呼噜，一般来讲这些孩子多是经常有病的孩子，比如说过去经常感冒、咳嗽、扁桃体发炎，引起了扁桃体还有腺样体的增生，最后影响孩子的呼吸功能，出现打呼噜。张口呼吸，除了扁桃体因素，还有孩子鼻塞、流鼻涕经常处于一种感冒状态。孩子的鼻子不透气了，就要张口呼吸，张口呼吸导致咽腔干燥，容易再次有病，那么这种情况也是要减少这种疾病发生的机会，一般来讲，很少引起孩子面部畸形、智力问题，所以有地方建议手术切除,我还是比较持谨慎态度的。

◇孩子一上幼儿园就生病怎么办?

这个问题也很常见,孩子平时很好,但是一上幼儿园就老是生病,甚至有些孩子,一学期到幼儿园,请假的天数比去的天数还要多很多,这种情况往往都是孩子的免疫功能不太好,比如说平时在家里,家长呵护特别好,孩子经风见雨的事情经历的少,到幼儿园以后,突然改变环境了,幼儿园一旦有一个小朋友感冒咳嗽,可能很快就传染给他了,实际上他是抵抗力低下,容易被传染。遇到这种情况怎么办呢?我觉得没有去幼儿园的,或者准备让孩子去幼儿园的家长,应该在去幼儿园以前,提前做一些准备工作,让孩子锻炼锻炼,进行一些户外接触,保持良好的饮食习惯,保持良好的肠胃功能,肠胃功能状态保持好了,免疫状态就好,他去幼儿园前期的生病机会,就相对少一些。如果老是感冒,我建议每年去幼儿园之前,或者去幼儿园初期,也给孩子调理一下免疫功能,实际上就是调理一下孩子的肠胃功能,减少孩子的患病机会。

医生答疑

问:宝宝3岁半,晚上睡觉的时候总是翻来覆去,还老蹬被子,请问侯主任,怎么让孩子能够睡个好觉呢?

侯江红:睡眠也是促使孩子生长发育,包括智力、心理及免疫功能。睡眠是很重要的一个生理现象,因此应该让孩子保持一个良好的睡眠质量和睡眠数量,但是很多孩子晚上翻来覆去睡不好。孩子晚上睡觉,如果他稍微翻腾一点,我觉得这属于正常现象,如果翻腾特别厉害,在一个床上360度转几圈,老是蹬被子,那么往往跟孩子的胃肠功能状态不好有关系,中医讲叫胃不和则卧不安。那怎么办呢?晚上这一顿让孩子吃容易消化点的,吃饭少一点,吃了特别不容易消化的,晚上肯定得折腾一夜,甚至还折腾得生病。晚上那一顿吃得清淡一点,睡前尽量不要让孩子吃东西,否则的话人睡了,孩子的胃还在工作,那么孩子的胃肠功能状态就会不好,不好的话他晚上翻来翻去、翻来翻去睡不好。

问:孩子反复生病,但是经过打针吃药,包括灌肠、雾化很多治疗,可能一周两周,甚至1个月效果都不明显,就想问问这样的孩子怎么办?

侯江红:像这种情况的孩子,我觉得是有几个环节需要考虑的。一般来讲对长期反复呼吸道感染,长期咳嗽,长期扁桃腺发炎,老是发热的孩子,要考虑几个环节,减少疾病反复,因为你要解决的不是每一次,而是要解决他的反复发作性。怎么办呢?第一,患病以后,发热也好,咳嗽也好,这个阶段我们采取了一个原则,就是要最短的时间治疗、控制,最小的减少这些药物对孩子产生的影响。总之,我觉得要少用抗生素,甚至有些地方用激素,尽管当时很有效,但后期会造成麻烦。另外病后阶段,咳嗽刚好,发热刚好,病后有个康复调理过程,减少疾病复发,家长负担起责任,病刚好,孩子吃饭需要注意。还有病前状态,生病前一般都有信号,比如孩子手心热、嘴巴臭、肚子胀、晚上翻腾、大便干等,这些亚健康状态具备的越多,他有病的机会就越大,我们调理这种亚健康,就会减少咳嗽发生的机会。平时积极预防,那么早期孩子有时候流鼻涕、打着喷嚏,我们称为欲病状态,我们要有效的调理,注意饮食生活调护,那么可能他就不咳嗽了,或者发生的次数就少了,平时未病的时候我们应注重调理孩子的亚健康。

手足口病高发期,宝贝要当心

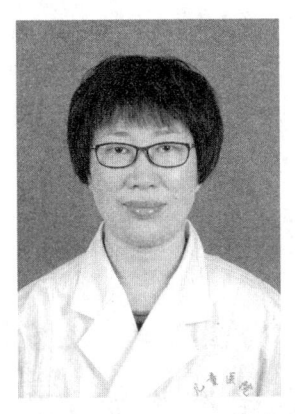

王芳,主任医师,现任郑州市儿童医院感染性疾病科副主任。

1994年毕业于河南医科大学儿科系,同年分配至郑州市儿童医院工作。从事儿科临床工作22余年,现任河南省全科医学分会第二届委员、郑州市医学会第八届传染病专业、急诊急救专业委员会委员。曾在上海复旦大学附属儿科医院、首都医科大学附属北京儿童医院PICU进修。2016年赴芝加哥访学3个月。已出版3部著作,发表论文20余篇,参与省市级科研6项并获奖。

河南农村广播《健康河南》节目特邀嘉宾。

◇ **听说今年(2016年)的手足口病是往年之最,有这么严重吗?从哪里判断呢?与天气有关吗?**

4月份以来,我们医院门诊平均每天的接诊量是200人次左右,约一半是新病人。手足口病每年的高发季节是4~9月份,我国从2007年开始在山东、安徽、河南等地区大规模流行,近几年的发病率是呈下降趋势的。它的传播主要是和个人卫生、天气、居住环境有关系。每隔2～3年,可能会有一个高峰期。据省疾控中心的统计分析,今年4月份的接诊量比去年同期多,所以有预测今年会多些,但是肯定不会暴发。

◇ **手足口病的发病年龄集中在哪个阶段呢?**

手足口病一般多发于5岁以下的儿童,尤其是3岁以下的婴幼儿容易合并重症感染,但不是说5岁以上的孩子就不得。大孩子,甚至大人都会得。这主要是和个人的卫生、免疫力有关。如果孩子生病了,大人没做好防护,也会得的,但是不会太重。

◇ **在采访当中发现,有2个孩子嘴里有疱,还发热,感觉就是手足口病,为什么您当时诊断的是疱疹性咽峡炎而不是手足口病呢?**

疱疹性咽峡炎是手足口病的早期,或者叫特殊类型。但不是所有的疱疹性咽峡炎都会发展为手足口病,这是有区别的。所以有些家长孩子一得疱疹性咽峡炎就马上问到底是不是手足口病,这个需要观察1周左右的时间。如果用药后病情不再进展,就是单纯的疱疹性咽峡炎;如果在1周内,孩子的手、脚或臀部,陆续出现了疱疹,就是手足口病,它们的治疗原则基本相同。

◇ **咽峡炎和手足口病都发热吗?**

疱疹性咽峡炎也会有高热;手足口病一般都会发热,但个别孩子仅有疱疹,没有发热。

◇家长如何判断孩子是手足口病？什么情况需要到医院就诊？

如果发现孩子的手、足、口或臀部有疱疹、皮疹或红点，或伴有发热，烂嘴、嗓子疼、流口水等症状，家长就要带孩子到医院来看看是不是手足口病。

◇水痘和手足口病有哪些区别？

水痘一般多发在头面、躯干部，手脚心和口腔一般是没有的，会留疤。而手足口的疱疹主要集中在手、足、口腔及臀部，而且"四不像"，不像水痘、蚊虫叮咬、药物疹、口唇牙龈疱疹，还有"四不"，不痛、不痒、不结痂、不留疤的特点。

◇手足口病没有及时治疗会有什么危害呢？

轻症一般5～7天可以治愈，但重症合并脑炎、脑脊髓炎、肺水肿或心肌损害等，会有致命的危险，或留有后遗症。

轻症一般仅有发热，手足口、臀部的疱疹，或咳嗽、呕吐、腹泻之类的呼吸道、肠道感染症状；重症合并有脑炎的症状，精神差、嗜睡、呕吐、易惊，肢体抖动，乏力，站、坐不稳等表现；进一步加重的就会出现抽搐，甚至昏迷。

◇ 危害程度不同是由于病毒感染不同还是孩子体质不同造成的呢？

都有关系，体质弱感染可能就会重一些；另外跟病毒类型也有关系，可以引起手足口病的病毒有很多，最常见的是 EV71 和 CoxA16，其中 EV71 感染最重，因为它最容易引起病毒性脑炎。

◇ 手足口病如何确诊？需要做检查吗？

一般轻症的，不用做什么特殊检查，但是重症，需要做一些相关检查，比如血常规、心肌酶、病毒抗体、胸片、心电图以及粪便 PCR 的检测。

◇ 手足口病如何治疗？输液会好得快些吗？

轻的可以居家口服药物治疗，注意休息，个人卫生就行了。重症是必须要住院治疗的。输液只是相对的，好得快慢与个人的免疫力和病毒类型有关。

◇ 为什么有些孩子可能过两天又出现高热不退、精神差，加重了呢？

一旦出现这些症状，说明孩子得的是重症手足口病，就必须要住院治疗了。尤其是 3 岁以下或是发病 5 天以内的孩子，家长一定要密切观察病情，如有加重，一定要及时再就诊。

◇ **在采访时,有位妈妈说:为什么孩子的体温低至35度多了,会不会是退热药导致的呢?**

孩子发热时,家长急于降温,有可能吃的过量;另外用药后体温开始下降,大量排汗后体温会较低。一般体温持续38.5℃以上,可以用布洛芬等退热药;38.5℃以下,建议多喝水,物理降温,或用一些清热解毒类的中药就可以了。夏天还可以用温水浴、冰袋等方法。

◇ **得了手足口病是不是必须隔离?**

是的,必须隔离。孩子一旦发病,家长就不要让孩子去幼儿园了,也不要去人多的地方;健康孩子尽量不要接触患病的儿童。

◇ **为什么有些孩子在家隔离,有些要在医院呢?**

轻的可以居家隔离,不需要住院;但是重症,比如说持续高热不退,精神差,有脑炎症状的话,必须要住院隔离治疗。

◇ **需要隔离多久呢?什么时候能入园?**

发病后2周,因为咽部排毒会持续1~2周,粪便更长。如果去得早的话,有可能还是一个病毒携带者,还会有传染性,会再引起其他孩子得病。所以幼儿园一般要求手足口病痊愈的孩子入园时要有医院和疾控中心的诊断证明。

◇ 班上几十个孩子，为什么有些孩子会被传染，其他孩子没有呢？

这跟个体的免疫力有很大关系，所以我们平常一定要注意孩子的个人卫生，提高孩子的抵抗力。个人卫生最重要的一点就是勤洗手，而且一定要用流动水洗手，用皂液或洗手液都可以；注意不要吃生食，屋子要多通风换气，衣服勤洗勤晒，玩具也尽可能的洗一下，或是消毒、暴晒一下。

◇ 很多家长会拿湿巾给孩子擦手，甚至有人会买消毒纸巾来擦，这些有用吗？

有用，但不是绝对的，尤其是一些纸巾的卫生标准也不达标，所以外出玩耍时，没有条件洗手的话可以采取这些措施，但是回家后及饭前便后，一定要记得用流动水洗手，15秒以上。

尤其是在人群密集的公共场所，一定要注意个人卫生，咳嗽的时候要捂着口鼻，这也很重要。

◇ 手足口病现在有疫苗了吗？疫苗安全吗？

仅在某些地区有。接种这个疫苗，仅对EV71病毒有效，对其他类型的不一定会起作用，也可能会轻点。国家规定的一类疫苗还是很安全的，有些二类疫苗可能在运输或保存上有些问题。这个属于二类的，需要自费。

◎得过手足口病的孩子还会不会再得呢？是孩子体质差吗？还是手足口病得过一次就更容易再得了呢？

一方面是体质差，对肠道病毒易感；另一方面，有好多病毒都可以引起手足口病，所以它不是终身免疫，有可能会再发病。

医生答疑

问：小冰的孩子得了手足口病，已经几天了，现在在医院隔离，想问问这个病到底有多可怕，会导致死亡吗？

王芳：这几年手足口病的发病率、病死率都在下降，所以大家不要过度担忧，但是重症，尤其是有脑炎的话，还是有生命危险的，所以我们要及时就诊，早发现、早诊断、早治疗、早预防，大多数预后良好。

问：笑笑的儿子得了手足口病，想问问能不能吹风，出去走走？用健儿清解液、头孢、冰硼散，行不行？

王芳：出去走走是可以的，但尽量不要到人多的地方，吃的、用的，尤其玩具之类的东西，尽量不要接触。如果没有细菌感染，头孢可以不用，抗病毒治疗就可以。

问：朋友的孩子手足口病刚好，就和自己的儿子一起玩了，没有戴口罩，担心会传染。请问这种方式会传染吗？戴口罩是不是会好一些？

王芳：手足口病主要是通过消化道粪口传播，其次是呼吸道和密切接触。戴口罩有好处，但不是绝对的。如果患病孩子是在

2周隔离期过去以后跟他的孩子接触的,问题不大。如果是在2周内接触的,最好在家观察1周,有无发热、皮疹等不适,有问题就去医院,没问题,1周后可以去幼儿园。

呵护眼睛，从小做起

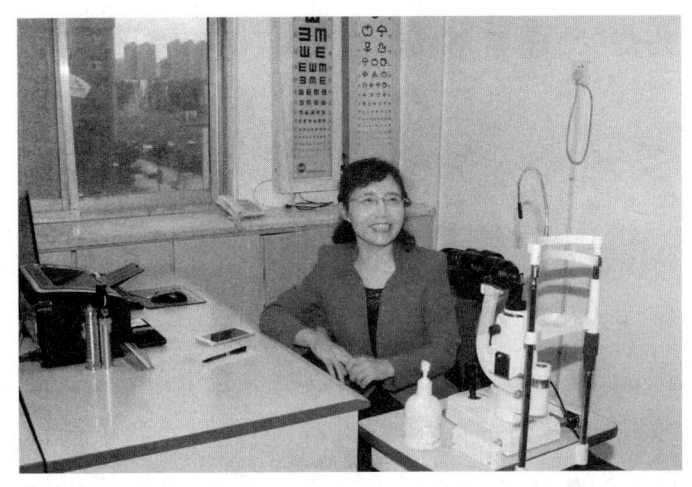

王素萍，主任医师，硕士生导师，郑州市第二人民医院儿童眼病医院学科带头人。中华预防医学会儿童视觉保健学组委员，中国斜视与小儿眼科杂志编委，全国弱视斜视防治中心郑州分中心主任，河南省儿童眼病诊疗研究中心主任，郑州市儿童眼病诊治中心主任。北京大学国内访问学者，郑州市卫生系统学科技术带头人，郑州市医学会斜视与小儿眼科专业委员会主任委员，郑州市首届百名名医。

擅长各种类型的斜视矫正术及其他小儿眼病，尤其对弱视治疗方法有了很大的改进，每年诊治斜视弱视患者3万余人次，开展各种类型的微创斜视矫正手术1万余例。《先天性水平眼球震颤的手术治疗》《特殊类型斜视的手术治疗》《下斜肌后徙转位术治疗分离性垂直斜视的临床研究》《斜视术中应用球后麻醉的可行性研究》分别获河南省科技进步奖及郑州市科技进步奖等奖项,先后在《中国斜视与小儿眼科杂志》《眼科新进展》等各级杂志上发表专业论文20余篇。

河南农村广播《健康河南》节目特邀嘉宾。

◇ 假期之后孩子的视力度数会有所增高吗？

假期孩子完成功课之外的时间基本都花费在电脑、手机或平板上,对孩子最大的影响就是视力。放假对孩子的眼睛保护是很重要的,要检查的是近视还是不近视,不能只看视力表,需要到医院进行一个正确的散瞳验光。因为有时候是假性近视,经过长期的过度用眼,暂时的紧张,会出现暂时视力下降。但通过散瞳验光以后它就不表现为近视,没有度数,或者是有轻度的远视,并不是近视,这就叫作假性近视。散瞳本身对近视来说不仅起到一个检查作用,也起到一个治疗作用,使眼睛休息。

◇ 散瞳对眼睛有伤害吗？

散瞳的表现是畏光,近处东西看不清楚。这是暂时的,眼睛处于休息状态,睫状肌处于放松状态,所以家长不用恐慌,散瞳对孩子是没有坏处的。

散瞳分慢速和快速两种,12岁以下是用强力的散瞳剂,就是阿托品眼膏,散瞳验光,一天3次,至少滴3天。12岁以上,40岁以下的就可以用复方托吡卡胺快速散瞳验光。阿托品眼药停用后,散大的瞳孔会持续3～4周,就是近处看不清,但对眼没坏处,写作业放远一点就行了。快速散瞳验光,就是复方托吡卡胺眼药水,散瞳作用只持续 5～10 小时,经过一晚上休息,第二天就恢复了,所以不用恐慌,而且散瞳对近视来说有防治发展的作用。

◇ 形成近视的因素都有哪些?

长期的玩手机,用电脑,或者是看电视,还有近距离用眼过多,就是看书、写作业离得太近,光线太暗。

孩子看书、写字的姿势得注意,不能太近,时间不能过长,应该不超过 40 分钟,或者 1 小时左右休息一下,往远处望望。再一个是光线,写作业的时候,台灯的光线一定要从左上方打过来。不能太强,一般的日光灯就行了,30～40 瓦就可以了,就街上卖的那种孩子用的护眼灯就行了。太强的光对眼底黄斑是有伤害的。

◇ 年纪小适合做近视手术吗?

近视眼的手术必须得等到孩子发育至 18 岁以后。这时候孩子的眼睛发育已经完成了,屈光度稳定了。近视度数稳定 2 年以上不变,才能考虑做准分子激光手术。孩子正处于生长发育阶段,他的度数会变化的,做了手术以后近视是会复发的。

◇ 散光和屈光不正是什么关系呢?

屈光不正包括三种类型:近视、远视和散光,但是好多孩子近视了,表现歪头斜眼看东西,斜眼看东西不一定就是斜视,要经过专业医生的检查排除斜视,所以一定要带孩子去医院进行检查。

◇ 有不少孩子小小的年纪就出现了远视，远视是怎么形成的呢？

远视大多都是先天发育异常引起的。也就是眼轴短小。通常父母有远视基因，遗传给孩子的，另外，孩子如果合并斜视的话，散瞳之前要检查他眼位正不正，是哪一类斜视，有没有合并弱视，是内斜视还是外斜视，来决定眼镜度数。如果是远视合并有内斜视，先从戴眼镜开始，他第一副眼镜要全矫。

◇ 远视和斜视有什么关系？

好多内斜视是因为远视没有经过戴镜出现的斜视，经过散瞳验光配戴合适的远视镜以后内斜消失了，这种内斜叫完全调节性内斜。眼镜处方一定要根据孩子的眼位有没有内斜外斜来给镜。孩子看东西出现有时候内斜，有时候对眼，有时候不对，往往都合并有远视。

内斜就是俗话说的"斗鸡眼"。就是两个黑眼珠往中间走，而外斜视看起来白眼较多，通常孩子会有太阳下眯眼现象。如果内斜是半岁以内发现的，这叫先天性内斜。半岁以后发现的那就不叫先天性内斜。二者都需要去医院做一个相关的检查，主要做散瞳验光，看需要戴镜治疗还是需要手术治疗。

◇ 弱视是怎么回事呢？

经过散瞳验光检查眼球没有器质性的病变，矫正视力小于等于0.8称为弱视。当然也要注意孩子的年龄问题，如果5岁以下的孩子视力没有发育到0.8以上的,那也不叫弱视。引起弱视的原因最常见的有四种:首先是斜视,斜视性弱视是最常见的,家长最容易发现。第二类是屈光不正性弱视,远视、近视度数比较高,或有散光。第三类是屈光参差性弱视,屈光度相差1.5D(150度)以上,散光相差1.0D(100度)以上,就会出现弱视。第四类是形觉剥夺性弱视,就是孩子出现上睑下垂,先天性白内障。先天性白内障、上睑下垂不及时治疗,遮挡视线,它会形成剥夺性弱视,这一种弱视是最难治疗的,所以一定要尽早做手术。

◇ 家长如何发现孩子弱视?

孩子看东西离的近就得小心,或者斜着眼,或者低着头,或者是歪着头看东西。建议孩子从出生就到医院建立一个健康档案,定期验光查视力,不要发现异常了再去看。

医院有专门的儿童眼底照相和屈光筛查仪器,孩子出生后1个月就可以做眼部的各项检查,不要等4岁以后会查视力再去给他看病,一定给孩子做一个健康档案,到医院进行定期的健康体验,大孩子半年,小孩子3个月或者半年到医院做一次检查。

◇ 弱视该怎么治疗呢?

首先弱视最主要的治疗就是配镜,常规戴镜加遮盖。戴镜就是到医院进行散瞳验光,配个合适的眼镜。如果两个眼的视力相差两行以上,那就需要遮盖了,把健眼遮盖起来。治疗过程会持续1~2年,甚至几年,每个孩子情况不一样,年龄越小效果越好。

医生答疑

问：有一个叫好宝妈的朋友说，他的小宝宝出生后前3个月眼睛是正常的，大约在4个月左右有斗鸡眼的现象，宝宝一岁两个月的时候医生诊断为右眼内斜约25度向上，一岁7个月的时候诊断为右眼内斜约30～35度，复诊的时候散瞳验光显示左眼远视200度，右眼远视150度，医生建议他回家每隔半个月交替用阿托品涂双眼调节，但是半年内还是没有效果。该怎么办？

王素萍：我觉得他是半岁以内发现的斜视，这就叫先天性内斜视。但是1岁多以后经过散瞳验光一个是150度，一个是200度，戴眼镜对他是没有作用的，这一种斜视须尽早给孩子做手术，手术前要判断是否弱视，如果双眼是交替性斜视，那就可以手术了。如果总是一个眼斜就不是好现象，恐怕会有弱视，得先把弱视治好才能考虑手术。还有的孩子表现为阳光下挤住一个眼，好多都是间歇性外斜的表现，就是说有的斜视它不是总出现的，它是有时间斜，有时间不斜。这种斜视叫作间歇性斜视。间歇性斜视原因也不明，这一种斜视如果是经常出现你就要考虑手术了，要尽早手术。

问：孩子6岁半，男孩，散光是175度，近视是75度。孩子的左眼之前是0.6，阿托品散瞳后恢复到1.0，这是为什么？还需要配镜吗？

王素萍：像他这种度数比较小的，趁着假期给孩子点一段时间阿托品眼药膏治疗近视。1.0就算正常视力了，恢复到1.0就可以了，但是要持续点阿托品眼膏维持一下。现在国外最新研究的方法,就是低浓度的阿托品治疗近视,每一天晚上点一次,0.01%的,对孩子没有损害,能长期应用,没有副作用,可防止近视的发展。

关注小儿发热

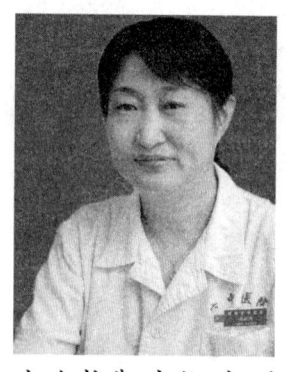

王晓燕，主任中医师、硕士生导师、郑州市中医院儿科主任、河南省及郑州市首届名中医、郑州市首届百名名医、郑州市中医儿科首席会诊专家、省中医药112人才，从事儿科临床工作20多年，擅长采用中医特色疗法治疗小儿常见病、多发病，特别是小儿长期咳嗽、抽动症、厌食及小儿、妇科疾病等，经验独特。

河南农村广播《健康河南》节目特邀嘉宾。

网上在流传：郑州市中医院儿科主任王晓燕呼吁大家，退热药尼美舒利、布洛芬可引起瑞氏综合征，已致5例儿童死亡。情况是否属实呢？

◇ **瑞氏综合征究竟是什么样的病因？**

脑病并内脏脂肪变性综合征又称为瑞氏综合征，是一种严重的药物不良反应，死亡率高。本病的病因主要是儿童在病毒感染过程中服用水杨酸类药（如阿司匹林）引起脏器脂肪浸润，主要表现神经系的症状，如惊厥、昏迷及肝脏的损伤。

◇ **提到退热药布洛芬，大家并不太熟悉，但是提到美林，相信家长们都听过，美林真的有一些副作用吗？**

美林的有效成分就是布洛芬，是我们常用的退热药。这的确有一定的副作用，最常见的是胃肠道刺激，影响食欲，部分有恶心、呕吐，长期使用甚至会造成胃溃疡、胃出血及肝脏损伤，或者是肾脏的损伤；有的会诱发哮喘的发作；诱发粒细胞缺乏、贫血等。2003年在美国曾有7岁的孩子因服用美林发生了严重的罕见不良反应——中毒性表皮坏死松解症，失去了全身90%的皮肤，最终导致双目失明。致盲是个案，瑞氏综合征发病率也很低，我从医30年，仅仅见过1例。

目前，据报道在病毒感染之后服用阿司匹林可以引起瑞氏综合征，布洛芬是否会引起瑞氏综合征，实际上到现在并没有报道，也没有这种研究。所以网上流传本人呼吁已发现5例因服用布洛芬引起瑞氏综合征导致死亡，是以讹传讹。

◇ **美林是非处方药，家长能不能放心地使用？**

这种非处方用药相对是比较安全的。孩子发热，如果在38.5℃以上，在药品的说明书的剂量和时间之内服用是很安全的。但是对于发热的孩子我并不主张随意使用退热药。对于人体来说，发热是一种防御性反应，中医说正气驱除外邪，正邪交织的反应。退热药一般只能降低体温，而不能解决根本问题——感染，相反，发热可激发人的免疫力，过早使用退热药可能对儿童免疫力造成危害。

◇ **小儿发热怎么办？首选物理降温还是药物降温？**

这个要看具体情况，如果是38.5℃以下的体温，则应该采取物理降温方法，物理降温最简单的方法就是多饮白开水，也可以洗温水澡，也可用以薄荷脑为主的降温贴。在此提醒家长不要洗酒精浴。儿童的皮肤比较稚嫩，酒精容易透过皮肤而造成酒精中毒。

如果体温在38.5以上，给予国际卫生组织推荐的退热药：布洛芬，或者对乙酰氨基酚。也可以采用中医的推拿、针灸、膏药贴敷及中药。中药要辨证，风寒的用午时茶，风热的用羚羊角、小儿柴桂等，外感加食积的可用健儿清解液、小儿豉翘、小儿热速清等。风寒感冒的最简单的方法就是葱姜煮点水喝，就可帮助退烧。

在过去缺医少药的时候，老百姓受凉时就捂汗，针对风寒感冒，也有一定的效果。

◇ **不太爱喝白开水的孩子可以用果汁或是糖水替代吗？**

也可以，比如说煮一些苹果水，或者榨一些苹果汁，原则上糖水还是少喝一些。

◇ **孩子高热不退，退热药的使用剂量和时间如何把握？**

世界卫生组织推荐的儿童退热药就是布洛芬和对乙酰氨基酚。这两种药，相对来说布洛芬对高热效果会更好一些，并且维持的时间要长一些，退热的维持时间可能达到6小时。对乙酰氨基酚(泰诺林)对高热不如布洛芬的效果,持续时间也短,4小时左右,但是临床上起效更快,也更安全,国际卫生组织推荐3个月以上孩子都能用,但是布洛芬是6个月以上的孩子推荐使用。

◇ **为什么有些孩子温度总是降不下来?**

孩子发热大部分是由病毒感染引起的,病毒没有清除,仅使用退热药,通过发汗,可以暂时降温,但过一段会反复。目前对于引起呼吸道感染的病毒,没有很好的控制药物,咱们国内抗病毒的药大多在国际上是不被承认的。但病毒感染大多是自限性的,也就是说到一定的程度会清除,临床上不需要特意给抗病毒治疗。对于感冒发热,世界卫生组织推荐的治疗就是充分休息、多喝白开水及退热对症处理。

◇ **有一些孩子出疹后发热才能退,之前用什么样的退热药都退不下来,是这样的吗?**

对,这是幼儿急疹。幼儿急疹是一种病毒感染,在发病的72小时之内,可以说用任何的退热方法,都是没有效的,用了退热药也就暂时退1~2小时,很快就又升得非常高。

◇ **有些孩子出现咳嗽感冒后,家长会自己买消炎药给孩子吃,消炎药如何用呢?**

消炎药是处方用药,不能随意使用,现在呼吸道的感染,大部分是病毒感染。根本不需要用抗生素,用了不但没有效,抗生素本身还有毒副作用,比如对于胃肠道的刺激,对于肝肾的损伤,还有一个很大的问题,就是容易产生耐药。越是滥用,不规范使用,抗生素越容易产生耐药。一般抗生素使用,建议最少 3 天,有一些病要求使用时间更长一些,比较说泌尿器感染要用 2 周以上,扁桃体化脓一般也要 1 周以上。

　　有些家长到了医院,不愿意化验,总是要求"给我们挂吊水,给我们用消炎药"。医生若一味地全部拒绝,有的家长下次就不找你看病了。实际上疾病都有一个过程,大多顺其自然,多喝一些白开水,好好休息,用一些对症的药物,过几天就好了,你用这样那样的药,也是那时候好,甚至还会并发其他的问题,比如药物的毒副作用。医生给孩子开了很多的药,回家没好,家长会觉得大夫也给孩子治疗了没好,是孩子病情的事,不埋怨大夫,但是如果不给他开药没有好,家长会觉得是因为大夫没有给他好好治疗。

◇孩子生病发热吃什么水果比较好呢?

　　小孩大多是阳盛体质,发热的孩子初期是风寒感冒,过几天也会转热。所以在发热过程中,吃一些凉性的水果会好一些。比如苹果、梨、柚子这些,最好不要吃葡萄、橘子、芒果等热性水果。冰糖梨水止咳润肺有一定的作用,但是不能放糖太多,有的家长放很多蜂蜜,也不好,可能会生痰。

◇孩子吃不下中药怎么办?

　　有一种调味素,加进去之后口感会好一些,但加了以后,中药还是有一些怪味,有些孩子还是不喝的。可以用喂药器。另外医院有很多其他给药方式,比如说膏药贴敷、直肠滴入、药浴、推拿等方法。

推拿也需要辩证,就是说要区分风寒还是风热引起的,其推拿手法也是不一样的。

◇有什么方法能够提高孩子的抗病能力?

我是中医,最推崇的就是中医的预防方法。从中医来讲就是要治未病,《黄帝内经》说,"上工不治已病治未病"。就是说高明的大夫,水平高的这些大夫,不是去治疗已经生的病,而是去预防生病,对于预防保健,中医是非常有优势的。比如说咱们常见的推拿捏脊,这就是一个很好的提高免疫力的方法,可健脾胃,增进食欲,强身壮体,提高提高免疫力。还有很多调理的方法,比如大家都知道的"冬病夏治""冬病冬治"膏药贴敷等。

医生答疑

微信平台上叫金州的朋友说,他的孩子今年4岁,发热吃药、打针怎么都不退热,使用了物理降温的方法还是不退,特别着急该怎么办?

王晓燕:还是到医院再让大夫诊断一下是什么病,像一般的普通感冒发热,4~5天基本上就能退热,如果不退热第一要看扁桃体是不是化脓了,第二个就是要拍个片子,看有没有肺炎。早期的肺炎大夫是听不出来的,拍胸片过早,也拍不出来,一般发热4~5天拍片比较好。另外,是否是患了其他的疾病也是要靠大夫诊断的,一些病的症状在早期没有完全表现出来,需要逐步观察才能正确诊断。每个疾病都有自身的发展规律,如果在治疗过程中,不按规律发展,就可能误诊了,这时候大夫可能会给你再做一些检查或者是重复一些检查,希望家长理解。

朋友圈有人说用藿香正气水贴肚脐,对于孩子的发热拉肚子有效果,这个可以吗?

王晓燕:部分孩子能贴。藿香正气水是一个中药,有解表、化湿和中的这么一个作用。对于孩子特别是夏天感冒,或者秋季或是喝点冷饮,或是感受风寒引起的发热、呕吐、腹泻,中医辨证为风寒寒湿的孩子,用这个药是有效的。肚脐皮下脂肪很薄,皮下有丰富的毛细血管网,药物是能很快吸收而起到一定治疗作用的。藿香正气水里面含有酒精,酒精本身也能退热,所以对这些孩子,贴了以后能一定的治疗作用,但对于其他情况是没有治疗作用的。不仅如此,如果是风热感冒,那你贴了藿香正气水肯定是适得其反。

陪伴孩子健康快乐地成长

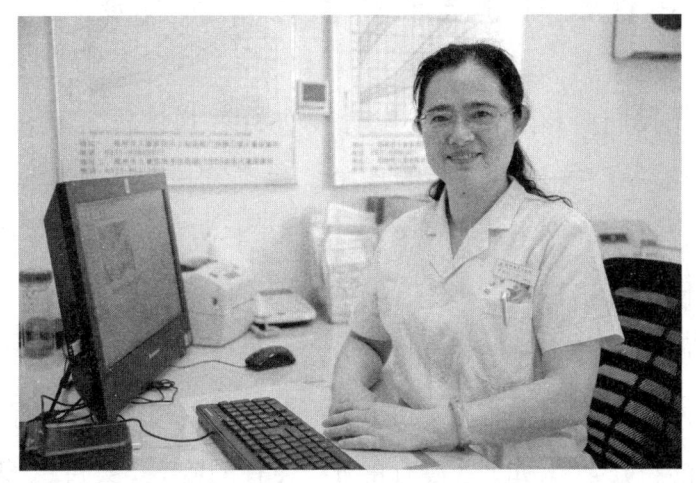

朱晓华，主任医师，本科学历，郑州市儿童医院儿童保健科主任。

学会任职：中华医学会儿科学分会发育行为学组委员，中华预防医学会儿童保健分会委员，中国医师协会青春期医学专业委员会青春期医学心理行为发育学组委员，河南省营养学会理事，河南省预防医学会儿童保健专业委员会副主任委员、儿童心理卫生专业委员会委员，河南省健康管理学会儿童分会常委，河南省营养学会妇幼营养专业委员会委员，河南省医学科学普及学会专业委员会委员，河南省医学会公共卫生分会临床与预防学组委员。

专业特长：儿童学习困难、注意力缺陷多动障碍（多动症）、抽动障碍、孤独症等心理行为疾病的诊治；儿童发育障碍性疾病的诊治；儿童营养、生长发育评价和监测。

河南农村广播《健康河南》节目特邀嘉宾。

◇ 不如别人家的孩子长得快、走得快、说话早，这些就证明自己家的孩子有问题吗？

首先我们对孩子的生长发育要进行客观评价。家长关心孩子的生长发育，这是一个好的现象。建议家长定期带宝宝到医院儿童保健科或社区卫生服务中心进行生长发育测评和评估，然后给出个性化的指导。将孩子的情况单纯地和某一个孩子或某一个人群比较，都有一些片面的地方。

家长的担心确实也有一定的道理，但每一个孩子都有自己生长发育的特点。比如身高，有的早长，有的晚长，父母的身高、出生身长等都会影响身高；男孩相对于女孩大动作是超前一些，比如说他的动手能力，但精细动作相对落后一些；男孩子的语言相对同龄的女孩来说发育要慢一些。

我们还要分析，查找原因。正常的语言发育，首先智力应该是正常的；第二，他的听力应该是正常的；第三，要有丰富的语言环境，这个是很重要的，智力、听力这些不是我们家长能左右的，如果在家里父母或者是家庭成员说话都比较少，孩子的语言发育可能会落后一点。

◎ **家长对语言很看重，老怕孩子说话晚、说话慢，这种急切心情对孩子是不是也会造成一种无形的压力呢？**

我在门诊中发现，来看学习困难的学龄期儿童，相当一部分的家长就会说我这孩子小的时候说话晚一些，或者吐字有点不清楚。有一句话叫"要静待孩子的成长"。每个孩子都有自己的特点，哪怕是双胞胎，也都有自己的特点。家长首先要了解自己孩子的特点，尊重孩子的差异性，包容孩子的一些问题和不同；其次，要分析孩子落后的原因。

◎ **我们身边总能遇到一些比较难养的宝宝，有的爱打人，该怎么办？**

这种孩子属于难养型气质，气质是先天的，就是人的秉性，这个气质不同于我们平时说的气质高雅的那个气质。气质是人的个性心理特征之一，它是指在人的认识、情感、言语、行动中，心理活动发生时力量的强弱、变化的快慢和均衡程度等稳定的动力特征。气质没有好坏之分，并且是先天的，与生俱来的，不易改变的。所以我们不要想去改变孩子的性格、秉性，他本来就是个慢性子的孩子，你不要让他干什么事情都风风火火的。

当然，也不能放任自流，这就要说到人格的塑造。人格塑造要抓住关键期，6岁以前是关键期。首先家长要了解自己的孩子，要接纳他、包容他；其次，想让孩子成为什么样的人，什么样的个性,家长先要做到什么样。榜样的力量很重要。

◇老话说3岁看大,7岁看老,这是真的吗?

是的。人格塑造只是在一定的年龄范围内,并且等孩子大了后,也是不太可能的。对于学龄前儿童,其主要任务不是学多少文化知识,而是健全人格的培养,包括良好的生活习惯、与人交往、学习的兴趣等,这才是最最关键的东西。现在欧美倡导"快乐学习法",也就是说在"养中教、养中学"。

◇爸爸的教育是不是确实对孩子的性格各个方面都产生影响呢?

爸爸产生的影响实际上是很大的。一般来说,应该是6岁以前,妈妈在孩子的生活中占的比重要大一点,主要是吃、喝、拉、撒。6～12岁,父亲和母亲应该占的比重是一样多的,超过12岁,父亲应该占的比重更多一些。因为爸爸和妈妈,男人和女人的性格特点、思维行为方式是不一样的,对孩子的影响也是不一样的。为了让我们的孩子有一个健康的体魄、健全的人格,建议爸爸们从繁忙的工作中要多抽出一些时间陪伴我们的孩子一起成长。

◇孩子注意力不集中是家长教育的问题还是孩子自身的问题呢?

两方面的问题都有,既有孩子自身的问题,也有家长教育、后天环境的问题。首先我们说说孩子自身的问题，包括遗传的因素、大脑发育、体内神经递质等。第二方面，社会环境和心理因素，包括家庭教育，家长没有按照孩子不同的年龄阶段在日常的生活、游戏中间培养规则意识、自控力、有意注意等。

外界稍微一点打扰孩子就分神，可能是患了"注意力缺陷多动障碍"，它的核心症状包括多动、冲动和注意缺陷障碍。注意缺陷障碍有一个明显的特点就是，主动注意力差，抗干扰能力差，易受外界无关信息的影响，这样就会影响学习效率，写写玩玩，拖拖拉拉。

对于学龄前儿童或者是刚入学的学生，要在生活和游戏中培养自控力和注意力。在生活方面，可以制订一日作息时间表；在游戏方面，晚上陪孩子下下棋、讲故事，让孩子多参加有规则的体育运动。如果效果不明显，明显影响孩子的学习、行为和社会交往，提醒家长要带孩子到医院诊查，进行干预、治疗。

医生答疑

微信平台上一位叫"万家"的朋友留下一个问题，想问问我们朱主任，脑瘫的孩子语言、听力方面都有问题，应该怎么办呢？

朱晓华：首先要到耳鼻喉科解决听力方面的问题，然后在听力校正后到医院进行专业语言训练。如果不改善听力，仅仅给孩子做语言训练和改善语言环境，将会事倍功半。如果听力改善以后再进行语言康复训练，会收到事半功倍的效果。

燕飞妈妈：我们家宝宝吃饭的时候就不好好吃饭，喜欢吃点零食，后来不给他买零食了，他宁愿饿着，也不好好吃饭，也可能是我不忍心，没让他饿着过还是怎么样，反正吃饭这个事很痛苦。

朱晓华：恭喜你了，实际上你已经找到了问题的答案，就是没让孩子饿着；可是你又不忍心饿着孩子，矛盾着。孩子吃什么，应放在第二位；在大的方面——怎么吃更重要，也就是说喂养饮食行为。首先要让孩子有饥饿感，有句话叫"饥饿是最好的厨房"；第二，要让孩子多运动，促进他的消化；第三，让孩子自己吃，让他觉得吃饭是一件很快乐的事情。孩子的成长是有过程的，吃饭也是一个学习的过程。

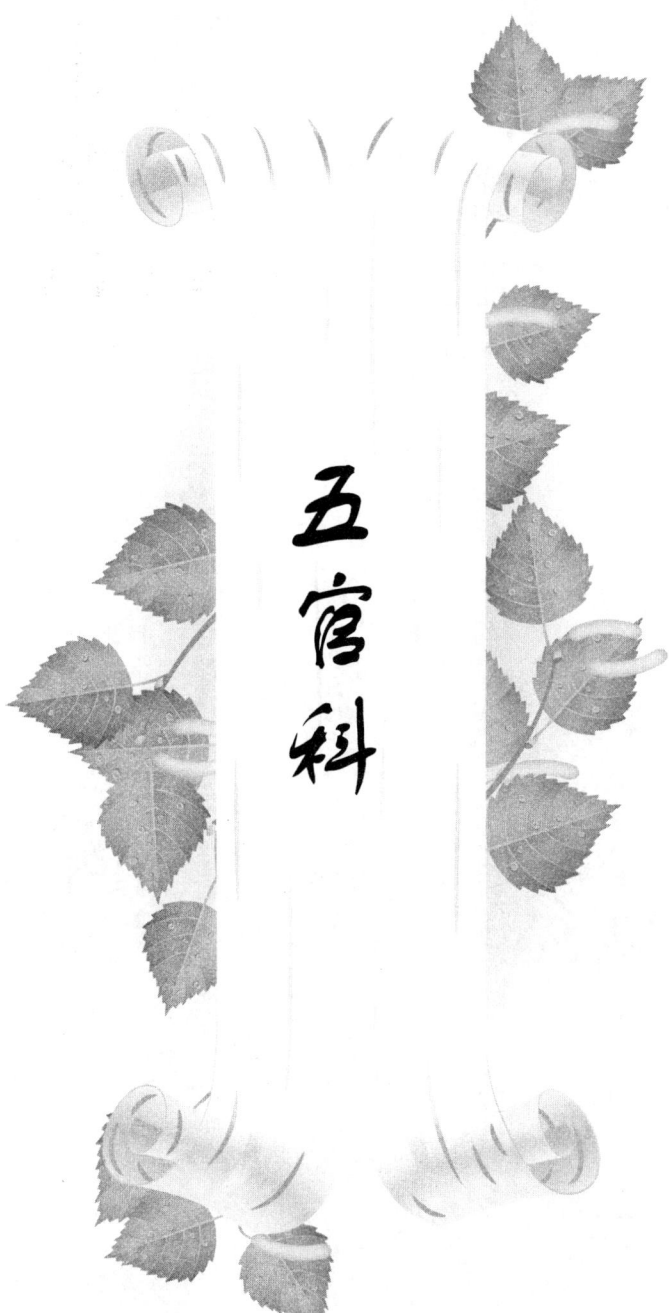

五官科

关注白内障,还他们多彩的世界

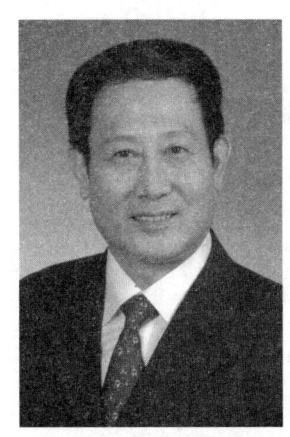

陈鹏,男,郑州市眼科研究所所长,郑州市第二人民医院眼科主任医师。

专业:白内障、角膜病。

学术兼职:全国眼科医师协会委员、郑州市眼科学会主任委员、美国眼科杂志(中文版)编委、中华眼外伤职业眼病杂志编委、暨南大学硕士研究生导师。

学术成就:省级重点学科带头人,白内障、角膜病专业组长,精于显微眼科手术,已完成白内障手术数万例,对复杂性白内障和各种疑难有丰富的治疗经验。近年来主持完成多项省、市级科研成果、发表学术论文20余篇。组织开展多次国家级眼科专业学术会议,为推动我省、市眼科专业技术发展做出了积极的努力和贡献。

河南农村广播《健康河南》节目特邀嘉宾。

◇年龄大的人才会得白内障吗?

对,因为从发病人群上来讲,白内障是以老年性白内障为主,目前在眼科里面已经上升到第一位致盲性眼病。由于以前我们的医疗手段比较落后,手术效果就比较差,所以过去的白内障患者,术后治疗效果并不好。

现在白内障的手术技术很先进,手术又快效果又好,所以,虽然白内障是一种严重的致盲性眼病,但是这种盲我们可以通过医学手段使视力恢复,我们把它称为可治愈盲。

◇白内障的初期症状有哪些？

很多老百姓都认为白内障是眼睛表面的一层混浊了,它其实是在眼睛里边的一个结构,就相当于我们照相机的镜头,这个晶状体是可以变厚和变薄的,通过它的变厚和变薄来进行调焦,当晶状体混浊以后,不仅光线不能进入眼内了,而且它的调节作用也丧失了。

早期的症状可能是感觉视线模糊,甚至有时候觉得眼前有黑影,有时候会觉得在强光的情况下,尤其是到户外,视力会差,到暗环境的时候,视力会好些,因为瞳孔大了,从周边进去的一些光线弥补了白内障对视力的一些影响。

◇为什么称为白内障？

在我们的眼球中心有一个瞳孔区,因为晶状体混浊以后,它可以透过这个瞳孔区看到颜色发白,所以过去我们把它称为"白内障"。由于虹膜的遮挡,看不到晶状体的其他部分,我们只能看到晶状体的中心部分,其实整个晶状体都已经混浊了,还有的表现在晶状体的前极或者是后极,是像锅底一样的那种混浊。这样的情况,我们用肉眼是看不到的。

白内障我们不能把它称为大小,就是说根据白内障的混浊和硬度,可分成四级,这样的分级从手术的角度来说有指导意义,我们对不同的混浊采取个体化的手术治疗。

◇白内障的致病因素是什么？

有些药物可以引起白内障，包括一些精神麻醉类的药物、激素类的药物及非甾体类的药物等，都可能会引起白内障，但是临床上常见的是由于激素引起，长期服用或局部使用激素。

白内障的病因现在还不太清楚，但是晶状体里边的蛋白质会变硬，从透明变成混浊，是一个病理过程。好多原因，比如说长期的紫外线照射，紫外线比较强的高原地方，白内障发病率高，青藏高原等地方的人群，还有在户外待时间长的工作人群，还有一些糖尿病患者，糖尿病也可以引起晶状体的混浊，另外还有一类就是出生就有的，先天性的，还有一种就是遗传性的、家族性的。

另外，白内障是一种遗传性疾病，是基因方面的一个遗传，现在我们国家对这个遗传性的白内障非常重视，正在进行一些重大的课题研究。

◇白内障如何治疗？

近些年，白内障知识在社会上逐渐普及，大多数患者对白内障有一定了解，现在的超声乳化技术可以在很短的时间内结束手术。无须麻醉，手术后病人也没有体位的一些限制，效果都是非常好的。

过去我们说要做白内障，是通过老的办法，像煮鸡蛋一样把它给完整地剥出来。现在是把它吸出来，所以越软就越好吸，所以白内障硬度越低，手术风险就越低。当然，早期的白内障一般无须做手术。

◇植入哪种类型的人工晶状体最好？

这个人工晶状体，主要是用它作一个透明的替代物，来取代混浊的晶状体，由于它本身没有弹性，所以就没有调节，因此，根据晶状体的性能，我们把它分成有球面的或者非球面的，甚至就是多焦的。

过去我们植入晶状体，就是取代了混浊的白内障，但是术后眼睛没有调节，比如说我们给病人植入一个正视眼度数的晶体，术后他看近的时候要戴着一个大度数的老花镜，现在也有一种多焦晶状体，在这个晶状体上面我们给它分布的有一些可以看远和看近的一些区域，解决了部分的老花问题。就是说这些晶状体是不同的，也有折叠的，也有过去的硬质晶状体。

价格高一些的晶状体，优点会比较多，但是这些优点根据不同的人选择是不一样的。比如说儿童，就不能给他用多焦的人工晶状体。另外有些外伤性的白内障，那么这个时候我们主要是起到复明的作用，如果给他用非球面的晶状体，这个时候如果他的晶状体的位置偏移以后，倒不如用球面的人工晶状体，价格会低一点，所以适合的才是最好的。

医生答疑

问：白内障的术后护理有哪些？

陈鹏：以前，用老的办法做白内障，术后患者要绝对卧床3天，那时候大小便都得在床上。头部用沙袋固定，而且术后效果也不好，现在没有。患者第二天就把纱布去掉了，也可以开玩笑地说，患者在我们医院做完手术以后，自己开着车就回家了。第二天来了以后,把纱布去掉打开点一些眼药,就基本上不需要做什么特殊的护理了,一般来说,我们这个眼睛里边不要进一些水啊这一类的东西,避免揉眼睛等,恢复还是很快的。

问:患了白内障的这些病人,如果是做了手术以后,还会不会复发呢?

陈鹏:严格来说,白内障是不会再复发的,我们在植入人工晶状体的时候,要把原来白内障外边相当于鸡蛋软壳一样的那个物质给留下来,当然它是透明的,我们把人工晶状体放在里面,但是这个壳它可能会慢慢地变成白色的一个混浊,会影响视力,这就有些白内障患者,做完手术以后视力还好,过了一段以后感觉视力为什么又下降了。我们可以通过激光或者通过一个非常小的手术把混浊的后囊切开,然后视力就可以恢复了。

要及时到医院做一些检查,健康地使用、爱护我们的眼睛,保护我们的视力。

青光眼的高危人群

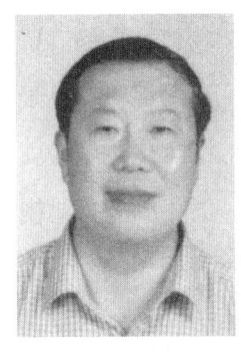

董仰曾，男，眼科主任医师、硕士研究生导师、河南省眼科研究所眼科副主任、青光眼白内障病区主任、青光眼专业组组长、河南省青光眼专业学科带头人、河南省医学会医疗事故技术鉴定专家库成员、郑州市基本医疗保险专家数据库专家、国家科学技术奖评审专家库专家、河南省中西医结合眼科学会副主任委员、郑州市医学会眼科分会副主委、郑州市眼科医师学会副主委。1982年毕业于河南医学院医疗系，毕业后一直从事眼科临床、科研和教学工作已经30余年。

专业技术特长：对青光眼的早期诊断、青光眼视功能的检测有丰富的临床经验。能开展各种青光眼手术，尤其擅长难治性青光眼的手术治疗。对各种疑难青光眼的诊治有较深入的研究。

河南农村广播《健康河南》节目特邀嘉宾。

根据世界卫生组织2005年公布的数字，青光眼是全球第二位的致盲因素，仅次于白内障，同时是全球第一位不可逆致盲因素。据统计，目前全球共有7 000万青光眼患者，估计2020年将达到8 000万，其中1 000万以上的患者最终因此双目失明。我国流行病学调查表明,青光眼也是主要致盲性眼病,青光眼盲目占盲人总数的近10%。据推测,中国现有青光眼患者650万~900万人,并且每年还在增加。

◇为什么大家对青光眼不够了解?

在2011年的时候,有一个国内网上的调查,就是问广大群众对青光眼的知晓度,结果显示3/4的人都不知道青光眼是什么病,更不知道青光眼怎么防治。青光眼是一个非常复杂的病,患了青光眼好多人并不知道是青光眼,往往因为伴有的恶心、呕吐和眼疼、头痛症状而到消化科或者是神经内科去求诊,耽误了治疗。青光眼之所以致盲率很高,其重要的原因是它没有引起大家的重视。

在闭角性青光眼急性发作的时候,有突然发生的眼胀痛、头痛、恶心、呕吐,而且有些患者恶心、呕吐、头痛症状非常严重,好多人因此到消化科去治病,甚至到神经内科去看病。

◇青光眼的类型和症状有哪些?

青光眼分两大类:一个是闭角型青光眼,另一个是开角型青光眼。闭角型青光眼年龄在40岁以上的人群,发病率高达3%。慢性闭角型青光眼和开角型青光眼没有什么症状,早期会有眼胀、视力下降,休息后会缓解,所以往往没有引起患者的注意。到了晚期视力严重下降,视野缩小了才到医院就诊。所以青光眼要早诊断,早治疗。40岁以上人群中有3%的人可能患青光眼,闭角型青光眼。发作的时候会有刚才说的眼胀痛、头痛、恶心、呕吐这些症状,而且视力急剧的下降,甚至失明。

还有一种开角型的青光眼,年轻的朋友很可能会得。第一,开角型青光眼有遗传因素,虽然它不是显性遗传,不是说上一代患病下一代肯定患病,如果你的父母亲患有青光眼,那么你患青光眼的概率比正常人要高10倍。第二,特别是近视眼,短时间内近视度数突然增加,这样的人非常容易患开角型青光眼。

◇ 如何及时发现青光眼?

40岁以上的人如果突然出现了眼部的胀痛,或者是视力的急剧下降,甚至有恶心、呕吐的反应,就要考虑去眼科看一看。而对于年轻人来说,如果视力也是突然间下降的,也要考虑是不是青光眼了。

这时候都应该到医院做一个系统的检查。首先,要测一下眼压和视力,看你的眼压是不是异常,正常的眼压是 1.33 ~ 2.79 kPa(10 ~ 21 mmHg),如果超过了 3.19 kPa(24 mmHg)这个眼压,这个时候就要考虑是不是患了青光眼。这个时候还要进一步的检查房角、视野等,视野是诊断青光眼的金标准,视野说通俗一点就是当你向正前方看时眼睛的余光所能看到的范围。因为它反映你眼底神经细胞功能。然后医生为每一个病人制订一个个性化的治疗方案。

◇ 如何测量眼压?

有好多人,特别是年轻人,在体检的过程中发现眼压高,到我们那儿看病。那么,这个眼压高,是不是真正的眼压高呢,前面我讲了,眼压是 1.33 ~ 2.79 kPa(10 ~ 21 mmHg)正常,3.33 kPa(25 mmHg)以上就诊断为眼压高了,但是这个时候不一定就是青光眼。有一种高眼压症,它就是眼压高,有的可能到20多甚至30多的眼压,但是并没有视神经的病变,没有视力下降。前面说了,视野检查,查眼底,包括光学相干层析成像(optical coherence tomography,OCT)这些都正常。但是高眼压症,有10%的人可能在今后会转化为青光眼。所以说如果您眼压增高,现在我们一般是到3.72 kPa(28 mmHg)以上,都建议要干预了,要点一些降眼压的眼药水。这是第一点。第二点,如果您是高眼压症,您也要经常的、定期的到医院去复诊,查角膜厚度、视野、OCT。一般来说3个月要查一次视野,如果稳定了,那么半年,至少一年也要查一次视野。定期的1~2个月到医院去测量一下眼压,还要做一个24小时的眼压日曲线。

病例分析

记者:您贵姓?

嘉宾:我姓屠。

记者:您今年多大年纪了?

嘉宾:我66岁了。

记者:现在眼睛是哪不舒服呢?

嘉宾:我就是青光眼,原来青光眼做过手术的。

记者:2003年做的手术是吧?

嘉宾:对。

记者:当时做完手术以后感觉怎么样?

嘉宾:感觉好好的,也没啥。就最近这几年,可能也有点轻微白内障,然后视力下降得比较厉害。

记者:当时得青光眼时眼睛有哪些不适?

嘉宾：就是突然看不见了，眼压高。在中医学院三附院吕海江给我看的，他说眼底静脉血管是空的。

董仰曾：青光眼像糖尿病、高血压一样，是一个终生的疾病，一辈子都要定期到医院进行复查。如果是眼压高了，对视神经的损害就非常厉害。像上例中的屠女士，她做了手术以后，自以为治愈了，实际上她没来复查，不知不觉眼压就高了，这样对视神经的损害是最大的。所以一旦证明是青光眼，即使是做了手术也不能高枕无忧，因为它随时可能会加重，或者是复发。所以就青光眼来说，第一首先是药物治疗，如果药物能控制眼压，这个药物就要终身应用。如果点眼药水加上吃药还不能控制眼压，那就需要手术了。当然手术以后，就像上例中的屠女士，并不能高枕无忧，青光眼的手术成功率为70%~80%。

◇青光眼的预防

眼压在青光眼的疾病发展过程当中起了一个非常重要的作用，眼压稳定了以后视神经的萎缩才不会继续进展。所以控制了眼压基本上可以认为控制了青光眼。

另外，青光眼是有一些诱因的，比如闭角型青光眼，在脾气急躁的时候非常容易得。所以现在有一种说法就是青光眼性格，具有青光眼性格的人就容易得青光眼。第一是喜、怒、哀、乐，这个情绪的变化，非常容易导致眼压高。第二，经常加班熬夜，休息不好也容易得青光眼。对于青光眼患者要保持良好的心情，保证足够的睡眠。

现在大家手机玩得很厉害，晚上睡觉前关了灯都喜欢再玩会手机，看看朋友圈，看看微博什么的，这样会导致眼压升高，因此在昏暗的环境当中就不要用眼,要闭上眼睛休息。

中医讲肝是和眼睛连在一块的,肝能明目。实际上从西医来说没有什么科学道理,就青光眼而言也没有这方面的报道。饮食对青光眼没有治疗、保健作用。但是青光眼患者一定要戒烟、戒酒。因为吸烟可引起眼底血管痉挛,减少视神经的灌注,所以吸烟对青光眼是有害的。

医生答疑

问:视野缺失就一定是青光眼吗?

董仰曾:这个不一定,很多眼底病都可以引起视神经萎缩,但是青光眼的视神经萎缩是有特征性的视神经萎缩,从旁中心暗点到鼻侧阶梯,到环型暗点,最后一直到管状的视野,这是有一个发展的规律的。

问:如果不属于青光眼的视野缺损是不是可以治好呢?

董仰曾:这个主要要看患者的原发病,原发病是什么病,然后积极的治疗原发病。根据原发病的性质,有的可能能够治愈,有的也不一定。

问:我今年打算要孩子,这个病会不会遗传呢?我是男性,今年28岁。

董仰曾:青光眼是一个有遗传趋向的疾病,但是不一定是显性遗传。你如果没有视神经损害可以不用药,这个时候也不会影响孩子。如果想要孩子,这段时间就先不要用药,眼药水也不要用。

牙齿美容的秘密

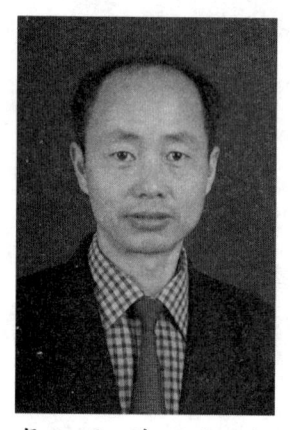

张彦喜,河南省口腔医院主任医师,硕士研究生导师,口腔美容科主任。一直从事口腔医疗、教学及科研工作,发表专业论文20余篇。临床上的主要工作包括:①牙齿漂白:轻度四环素牙和氟斑牙、老年性或遗传性黄牙。②全瓷贴面:牙釉质发育不良、邻面龋或切断缺损,中、重四环素牙及氟斑牙,畸形牙、过小牙、牙间隙过大等。③全瓷冠修复:牙冠大面积缺损的残根、残冠,死髓的变色牙,明显错位、扭转牙,对金属过敏的患者。④前牙缺失的种植及美容修复。

河南农村广播《健康河南》节目特邀嘉宾。

◇ **整牙和整容是一个概念吗(牙齿矫正和整形美容是一个概念吗)?**

整容就是整形美容,是采用医学和艺术的手段,对人体组织、器官的残缺、畸形进行修复和重建,以及对患者自己不满意的部位进行美化和再塑造,达到功能的恢复和重建,形态的改善和美化。

整牙就是牙齿矫正,包括范围较广,主要有牙齿排列不齐、牙齿形态异常、牙齿色泽异常等,其治疗方法有正畸、树脂贴面、烤瓷冠、全瓷冠、全瓷贴面、牙齿漂白等,要根据个人牙齿的实际情况,再综合个人要求选择治疗方法。它既是一种治疗,恢复了牙齿的正常形态和功能,同时也起到了改善和美化作用,也称为整形美容。

◇牙齿不白也是疾病吗?

是的,有些确实是疾病,比如四环素牙、氟斑牙、龋坏牙的早期表现、死髓牙等。

四环素牙:是孕妇妊娠4个月后或儿童7岁前食用了四环素族类药物。牙齿发黄、褐色或深灰色,前牙比后牙明显,着色均匀,无斑点、无牙体的缺损。

氟斑牙:是由患者在牙齿发育形成时期从饮水、食物、空气中摄入过量的氟所引起的牙釉质发育不全,为慢性氟中毒病早期最常见且突出的症状。表现为牙釉质呈棕色或黑色,有点窝状缺损,造成整个牙齿形态的改变。

龋齿:是牙齿硬组织进行性破坏性疾病,随病程发展从色泽改变到形成实质性病损的演变过程。浅龋亦称釉质龋,龋坏局限于釉质,初期在牙齿平滑面表现为脱矿所致的白垩色斑块,以后因着色而呈黄褐色,进而呈浸墨状,一般无明显龋洞,仅探诊时有粗糙感。

死髓牙:牙髓一旦发炎,是不可以逆转的,会造成牙髓坏死。死髓牙失去了对牙齿的营养供应,因此牙齿的脆性会增加,容易碎,而且会发黑。

治疗这些疾病我们要考虑恢复变色牙的正常颜色、形态和功能，实质上也是牙齿美容。

◇ 正畸会改变脸形吗？

这要看具体情况，咱平常说的正畸主要指牙齿排列不整齐。造成牙列不整齐的原因包括好多方面，一方面是牙齿的错位引起的个别牙的咬合错乱，另一方面是颌骨的异常引起的咬合关系错乱。颌骨异常的话，面部肌肉，神经也会出现功能异常。牙齿的排列，上、下颌骨的关系，以及面部的神经和肌肉应该是协调一致的。矫正牙齿主要是改变牙齿在颌骨上的排列，可以解决轻度前凸和凹陷问题。牙齿比较前凸的，可以向后收回去；牙齿比较扁平的，可以稍微往前扩一扩。由于智齿位于最里面，如果拔掉智齿的话，有的对脸型的确可以起到一定的修饰和改变的效果，但变化不明显，不要希望通过拔除智齿来瘦脸。如果是上下颌骨造成的脸部的骨性畸形，正畸是不能矫正的，就要进行正颌治疗，这就需要正颌外科手术。

◇ 什么是隐适美？

隐适美是一种新型矫治技术，是一款使用一系列定制的透明牙套，具有隐形、舒适特点，可自行摘戴的，矫正治疗错合畸形的正畸产品。它避免了传统托槽矫正畸能看到"钢牙"的缺点，能够在不影响患者日常生活的情况下逐渐将不整齐的牙齿排列整齐，使患者拥有完美的笑容。

◇正畸一般需要多长时间呢？

正畸的时间和患者牙齿错位程度、骨质情况、年龄及其配合情况等有关，一般要2年左右。错位越厉害、年龄越大，一般需要的时间越长。

◇越早治疗效果越好吗？

不同的错颌畸形有不同的最佳矫治时机，对于大多数牙齿排列畸形的患者，矫治应在换完乳牙后开始，一般年龄段在12岁左右，这时身体正处在青春快速发育期。有些错颌畸形应早期治疗，否则有可能会发展成严重的面部骨骼畸形，增加日后矫治的难度。如临床上常见的反颌畸形（俗称"地包天"），应该尽早进行治疗。乳牙期最好在3～5岁进行正畸治疗，换牙过程中8～10岁是比较好的治疗时机。如果错过这个时期，会发展成严重的面部骨骼畸形，增加日后矫治的难度。

◇正畸后是否会复发？

牙齿矫正后如果不坚持带保持器是会复发的。一般治疗将近结束后，医生都会根据患者的情况制作保持器，以保持所得的矫治效果，只要坚持佩戴，一般不会复发。矫治后复发的原因主要为以下几方面：

1. 面部肌力平衡的最终改建尚未完成。在牙颌畸形的形成过程中，肌系统的许多组织产生了与畸形相适应的肌动力平衡。错位牙齿矫治的完成往往先于颌骨及肌肉神经的功能和动力的改造，新的牙弓形态还可能受到旧动力平衡的影响，呈不稳定状态导致复发。

2. 牙齿周围肌纤维张力未恢复平衡。

3. 造成畸形的不良习惯未完全戒除,矫治效果也不会稳定。

4. 正畸矫治通常在恒牙早期进行,需要1~2年,多在14~15岁时结束。但咬合状态的形成需要几年,一般到成人阶段。如果矫治后病人的颌骨仍按照原来的方式生长发育,错颌会重新出现。

5. 第三恒磨牙(智齿)发育萌出时,尤其在前倾和水平阻生时,有向前推压之力,可能引起复发。

◇最佳治疗年龄是多大,会不会造成牙齿松动?

牙齿矫正过程中,牙周膜、牙槽骨等结构也会发生相应的改建,这时个别牙齿有些松动是正常现象,因为牙齿在受力移动,治疗完成后就不会了。

不同的错颌畸形最佳治疗年龄不同。如临床上常见的反颌畸形(俗称"地包天"),应该尽早进行治疗,最好在3~5岁进行正畸治疗;对于大多数牙齿排列畸形的患者,矫治应在换完乳牙后开始,一般在12岁左右,这时正处在身体青春快速发育期。

◇戴牙套前需要做什么准备?

在正规医院做正畸治疗前必须要做的是曲面断层和头颅侧位片,通过这些X射线片,计算错合的类型,现在随着3D影像(口腔CT)出现,可能更直观一点,测量更简单、更方便一点,也可以和患者交流,临床上用着也更方便一些。另外,还要取全口牙齿的模型,在你的牙齿模型上一点一点地测量、计算。通过测量、计算做出是否拔牙的决定。为什么要拔除牙齿呢？这是因为你的颌骨长度不够容纳你全部的牙齿，所以要拔掉，这是大夫通过计算出来的。另外，还要先治疗口腔内龋坏的牙齿及牙齿洁治。

◇ 牙齿为什么会变黑？

牙齿变色有多种原因，比如说临床最常见的四环素牙和氟斑牙。四环素牙是母亲妊娠末期或5岁以内的小儿，服用较多的四环素、土霉素类抗生素引起的；氟斑牙主要是饮水中含氟量过高引起的，这些都可以称为疾病。

另外还有内源性的，如随着年龄的增长，牙齿颜色逐渐变黑、变黄；外源性比如说抽烟、喝茶，经常饮用带色素的饮料，都可以使牙齿表面着色，主要呈褐色或黑褐色，仅刷牙不易除去。

◇ 洗牙（洁牙）能使牙齿变白吗？

洁牙是指口腔科大夫用超声波洁牙机，通过超声波的震荡去除牙齿上的结石、菌斑，使牙周组织保持健康，防治牙周病。如果是因为口腔卫生不良者，牙菌斑或牙结石引起的色素沉着，通过洗牙可以使牙齿变白。

如果牙齿本身颜色黄或黑，采用洗牙的方法是不能变白的，可以通过漂白的方法变白，机制是用过氧化氢去除牙齿浅层的色素。临床上常用冷光美白治疗，一般30分钟，就能收到很好的效果。

◇ 重度变色的牙齿可以用漂白法治疗吗？

轻度变色的牙齿可以用漂白的方法，重度变色的牙齿就不行了。比如重度四环素牙，它的变色主要是牙体内部的牙本质，而不是牙齿表面的牙釉质,漂白法不能除去重度四环素牙的颜色。重度氟斑牙除了广泛着色外,牙齿有缺损、变形现象,有时甚至暴露出深层的牙本质,其牙齿颜色为棕色、灰黑色或花斑样,漂白效果不理想。

◇烤瓷牙对牙齿有损害吗?

烤瓷牙就是将牙齿的外表面根据设计要求磨除一层后,选用金属作为内层牙冠,然后在金属的表面烧烤上牙科专用瓷性材料,达到恢复牙齿的外形,因此,对牙齿有一定损害,一般用于经过根管治疗后的牙齿,它的主要目的是保护失去活力的死髓牙,预防牙齿折裂,因为死髓牙缺乏营养,脆性增加,容易折裂。对于需要修复或美容的活髓牙一般不用烤瓷冠,活髓牙一般用全瓷贴面,因为贴面需要磨除的牙体组织较少,甚至不磨牙。

◇什么是美容冠?

"美容冠"实际上就是全瓷冠,以前咱们说的烤瓷牙是牙冠里面是金属,外面是烤瓷,就是在金属表面烤一层瓷。全瓷美容冠是由全瓷材料制成的,不含金属,牙冠瓷层透明度好,色泽生动,视觉效果极为逼真,非常适合前牙缺损的修复。

医生答疑

问:想要做正畸,医生说要拔牙,拔牙之后会有安全隐患吗?

张彦喜:这个基本上没有安全隐患,就目前的医疗技术来说,是没什么安全隐患。拔牙齿是有依据的,也就是刚才说的不管是做的牙科CT或者是拍头颅正侧位片检查,它们的一个目的就是计算是否需要拔牙。是否需要拔牙是由颌骨的长度和牙齿的总决定的,牙齿必须排到颌骨上,你比如说假设颌骨的长度是30厘米,按照牙弓的形态排整齐所有的牙齿需要35厘米,显然颌骨长度不够,怎么办呢?我们就考虑拔牙,然后才能排齐。临床上一般是拔除上下左右第一颗前磨牙,共四颗牙齿,如果有智齿,一般也要拔除。

问:我一直在考虑要做什么样的美白,下了不少的功夫呢,网上找了一些案例,说是冷光美白效果不错,价格也比较合适,就想问问这个冷光美白是什么,效果究竟怎么样呢?

张彦喜:通过冷光(波长介于480~520纳米的蓝光)将涂到牙齿表面的美白药物快速渗透牙齿组织中去,从而达到美白的效果。常用的美白药物是含有过氧化氢的凝胶。冷光美白可以起到立竿见影的效果,一般30分钟左右就明显改善。这个做完之后有个别人可能会有牙齿敏感现象,表现为牙齿遇到酸、甜、冷、热时有酸痛感,一般比较轻微,大多24小时内都会消失。

容易忽视的中耳炎

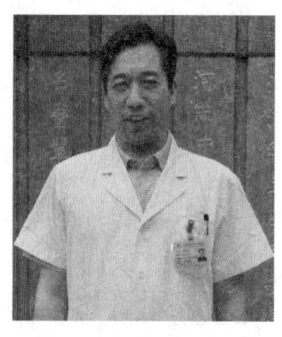

张治成,主任医师、教授,河南中医药大学第一附属医院耳鼻喉科主任。中华中医药学会耳鼻喉科专业委员会委员,中国中西医结合学会眩晕医学专业委员会委员,河南省中医及中西医结合耳鼻喉学术委员会常务委员,河南省耳鼻咽喉头颈外科学术委员会常务委员、河南省中西医结合专业委员会眩晕病专业委员会常务委员,河南省中西医结合学会循证医学专业委员会常务委员,郑州市医学会耳鼻咽喉专业委员会常务委员,河南省头颈肿瘤专业学术委员会委员,河南省医疗保险专家库专家,河南省人事厅伤残鉴定委员会耳鼻喉专业首席鉴定专家。擅长中医及中西结合治疗耳鼻喉科各类常见病及疑难病,熟练开展耳鼻喉-头颈外科各种手术。精通鼻窦炎、鼻息肉的内镜微创手术,嗓音显微外科微创手术,人工耳蜗植入手术,验配各型助听器及指导聋人语训、听力康复。

河南农村广播《健康河南》节目特邀嘉宾。

◇哪个群体更容易得中耳炎?

中耳炎这种疾病,从发病年龄上来看,青少年发病率是第一位的,尤其是小朋友,一般诉说不清楚,家长由于忙于工作,忽视了各方面的治疗,所以说青少年发病率是最高的。中耳炎在急性期的表现就是一个疼痛,如果说在家里没有及时发现,后到医院看了,此时病情算比较重了。

◇发热会引起中耳炎吗?

发热一般近似于上呼吸道感染,这种病当然可以引起中耳炎。从鼻腔到整个声门上这一段都叫上呼吸道,感染之后可以引起鼻炎、扁桃体炎,甚至腺样体发炎,腺样体旁边有一个小孔,我们称为咽鼓管,咽鼓管的鼻部叫咽口,上呼吸道感染可以通过这个孔道,经过咽鼓管侵袭中耳腔,造成中耳炎,所以发热在生活中易造成中耳炎,比一般的进水还要严重。

◇感冒也会引起中耳炎吗?

对。如果是流鼻涕比较严重,或者经常出现一些脓鼻涕,这个脓鼻涕向后倒流,倒流到鼻咽部,影响咽鼓管的咽口,这样脓鼻涕可以顺着儿童的咽鼓管逆行入中耳腔里面,儿童的这个咽鼓管跟成人不太一样,成人的咽鼓管倾斜度比较大,比较细一点,儿童咽鼓管基本上比较平直,再一个比较宽大。这样一种结构使成人更易患中耳炎。

◇中耳炎的症状晚上更明显吗?

对。孩子的话白天的活动量比较大,或者因为其他的一些事情掩盖了这个症状,比如发热掩盖了症状,但那个疼痛一般在晚上表现重,在后半夜表现比较重,这跟人体交感神经的兴奋有一定的关系。

◇疼痛有什么表现？

中耳炎的疼痛刚开始比较轻微，就是一种胀疼，但是最后的时候，如果中耳炎的炎症很大、很重，一般都会表现为尖锐的疼痛。有时像针扎一样，有时又像刀割一样疼痛，有时候向头部放射。头痛在急性中耳炎里面是首发症状，但是对一些慢性中耳炎和分泌性中耳炎来说，肩膀疼痛也是一个判断病存在的症状。

◇中耳炎对听力的影响大吗？

从医学上来讲中耳炎可以造成鼓膜增厚，首先出现传导性的听力下降，如果中耳炎治疗不及时的话，超过1个月一般在耳朵里面可能产生一些分泌物，这个分泌物像瓶子里的水一样，瓶盖是完整的，在瓶子里面，这个液体是集中在中耳腔里面的，这样会进一步加重听力下降。还有一种情况是这些分泌物里面含有一些毒素，或者神经毒素，经过耳朵一些特别的结构，包括蜗窗、前庭窗，可以到内耳形成神经耳聋。所以说对中耳炎，孩子家长要足够的重视。

◇中耳炎的类型有哪些？

医学上按照时间对中耳炎是按这样的标准来划分的，突然出现的，或者是刚开始发现，一个星期左右叫作急性中耳炎；超过1个月，由进展期向慢性发展，划分的标准是3个月，超过3个月一般都是定性为慢性中耳炎。

◇什么是耳膜穿孔？

如果是耳膜穿孔的话，药可以通过穿孔渗到中耳腔，中耳腔里面有一个咽鼓管，顺着咽鼓管引流到鼻腔里面，所以患者会感觉滴点液之后，鼻子里面还苦，有这种感觉。鼓膜要穿孔的话，这都已经出现了传导性听力下降，因为这个鼓膜是收集声音的，通过外界的声音传到里面，可以起到一种振动、放大的作用，如果穿孔的话鼓膜不再振动了，都会引起明显的听力下降。

◇上火和中耳炎有何关系？

这个火在中医上，我们叫六淫：风、寒、暑、湿、燥、火，其中火是最后一个，疾病的原因之一。风寒暑湿燥是第一位的，当然这些风寒暑湿燥，最后这一块都在人体里面化热，这个热就是火，老百姓都叫火，实际上在中医上它是一种湿热证。所以说上火跟这有一定的关系，是通俗的叫法。

◇坐飞机会导致中耳炎吗？

这个会的，就是飞机在升降的过程气压对中耳腔的影响。在生活中，电梯运行比较快或者是上下升降的过程也可以出现，还有一种情况是在开车的时候，如果车窗不关的话，它这个侧面的压力对中耳腔的影响也是比较大的。

◇潜水也会造成中耳炎吗？

对，潜水也可以出现，我们就叫作潜水性中耳炎，像招海军的复原来的听力应该是没有问题的。

◇如何预防中耳炎?

不管是分泌性中耳炎还是化脓性中耳炎,第一个从饮食上来说,首先你应该是清淡饮食多一点,避免吃一些辛辣刺激的食物,或者吃肥甘厚味的东西,这些东西都伤脾胃。中医上讲,如果脾胃损伤的话,中医上就是脾虚湿困,就容易出现湿热,造成呼吸道的感染,这是一个;第二个是耳朵避免进水,游泳或者做一些洗头这样的动作,把耳朵里的水及时清洗掉;再一个是预防感冒,病毒感染,或者细菌感染,这种情况都会引起中耳腔的一些急性炎症,治疗不及时会造成慢性的或者是穿孔。

医生答疑

问:女儿9岁,右耳朵,听力非常差,这种情况不是一天两天了,这是中耳炎吗?

张治成:像这个9岁的小姑娘,她可能就是感冒,或者是进水,或者是上呼吸道感染造成的听力下降,开始的时候可能就以闷、胀、堵的感觉明显,疼痛的这个症状不是很严重,所以说这个小朋友可能在开始时也不太重视这些方面,家长可能在这方面或者由于其他各种原因,还没有经验,也没有注意孩子的这种现象,可能就把这种病给耽误了,没有做出一个正确的诊断。至于是不是中耳炎,症状较少,不便诊断。

问:我2016年5月底开始出现耳朵发炎,去医院检查说是中耳炎,到现在已经反复4次了,外耳现在有脓,耳膜上有白色的分泌物,有个疑问:可以用双氧水滴入耳内吗?

张治成：假设是慢性化脓性中耳炎，鼓膜穿孔，里面有很多分泌物，或者比较黏稠的东西，可以用双氧水去清洗一下，我们在工作中也经常给患者用双氧水清洗。双氧水这个东西起到一种消毒防腐的作用，清洗这种局部的术腔，双氧水清洗之后，可以用一些消炎药往里面滴一下，从而达到一种消炎的目的。生活中很多人有一些误区，认为如果是穿孔或者有炎症了，只用双氧水，不用其他的药，双氧水就是一个清洁术腔的作用，不具有消炎的作用。

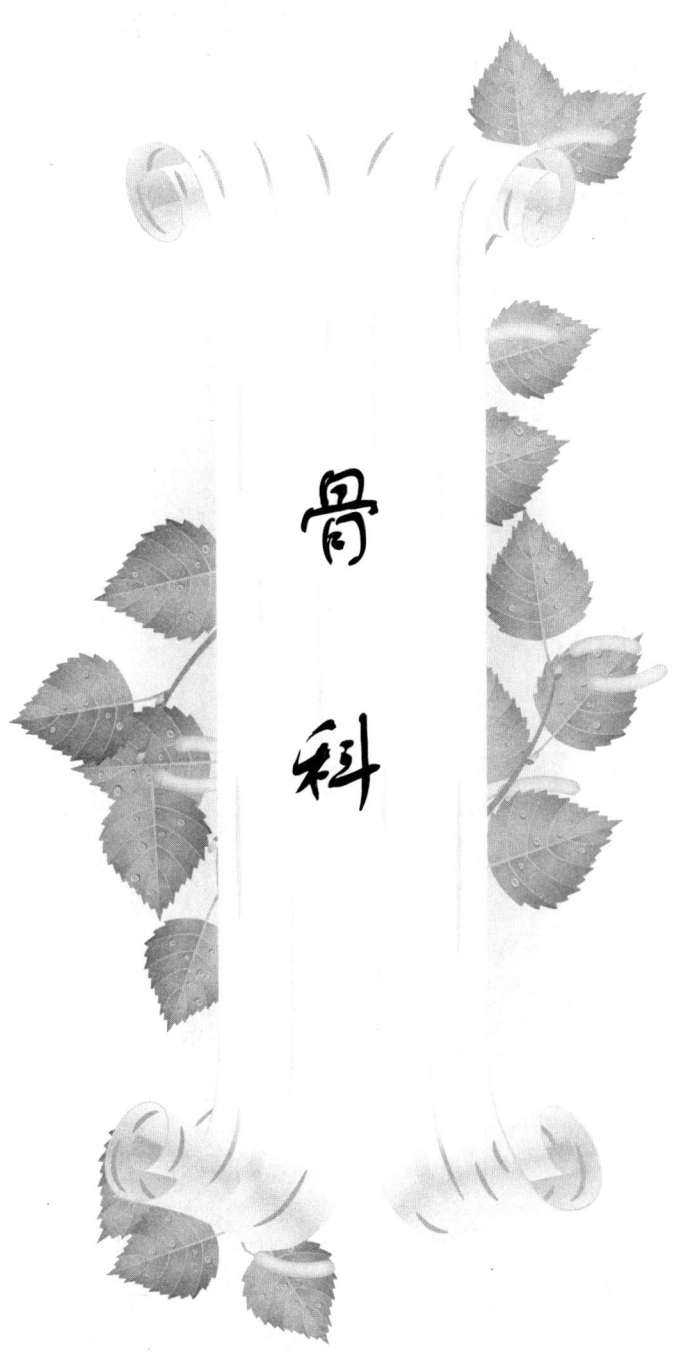

骨科

让膝关节"活到老用到老"

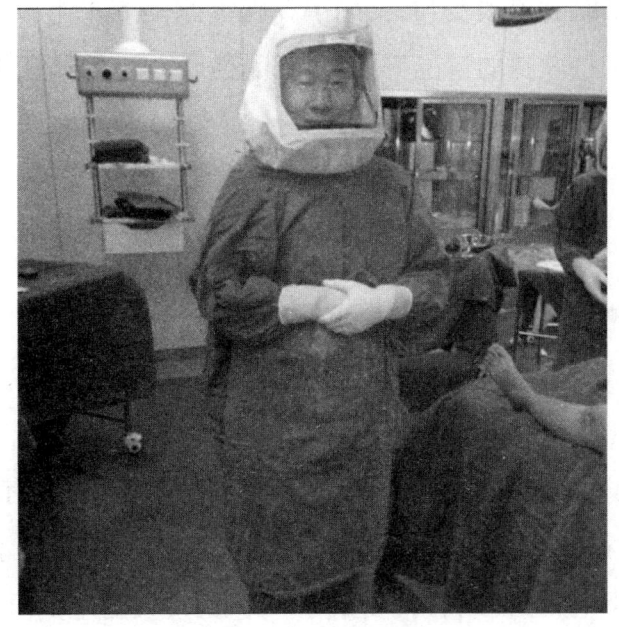

王鸿雁,男,45岁,毕业于河南医科大学,主任医师,现任河南省骨科医院(洛阳正骨医院)郑州院区膝关节病科副主任。

专业:膝关节疾病、创伤的诊断及治疗,擅长人工膝关节表面置换、翻修术,膝关节、肩关节关节镜下微创治疗术,膝关节周围截骨术,复杂骨折微创治疗。

河南农村广播《健康河南》节目特邀嘉宾。

平时我们每天都会上下楼,只要出门,尽管有电梯,那楼下的小台阶是不是也得上呢？其实有些朋友一看到楼梯就会发怵，这到底是一种什么样的情况呢？大多数出现这种情况是膝关节出了问题，膝关节问题有很多种，下面来一一了解一下。

◇髌骨软化症的早期表现有哪些？

如果一个人觉得自己的关节没有以前灵活了，或者是蹲下后重新站起来时觉得很费劲，要用手在腿上撑一下才能够站起来，或者是出现了打软腿的情况等，这些都是髌骨软化的早期表现，就需要警惕了。

◇髌骨软化症的自测方法是什么？

一个蹲起的动作，是一个自测的方法，还有腿伸直，用手来压髌骨，后压，然后再揉动它。如果搓动的过程中有疼痛，那就说明髌骨有软化了。

一旦发现有症状，就要及时就医。有一部分患者，有了一些小毛病后，觉得吃几片止痛药或者是忍一忍，扛过去就算了，因此本来是一些小毛病的，最后就变成了一些比较大的毛病。本来通过功能锻炼，保守治疗都可以的，最终却可能需要手术介入来完成。

◇髌骨软化症和"O"形腿有关吗？

正常人的膝关节也不是直的，它是有一定的外翻角度的，但是超过了这个正常的范围以后，就可能是"O"形腿、罗圈腿或者说是"K"形腿。

正常人的膝关节都有软骨磨损，基本上伴随人终生，人体衰老是一个不可抗拒的过程。

◇ 还有哪些人容易出现髌骨软化症？

首先是肥胖的病人，在上下楼的过程中，这个关节的承受应力是非常大的。另外老年人，老了自然而然楼就上不去了，骨质疏松跟上下楼有一定的关系，但它不是直接的关系，上下楼困难的话，大多数情况下是髌骨关节出现了问题或者说是出现了髌骨软化症。

◇ 什么样的运动能够保护髌骨？

适合年轻朋友的运动很多，但在做剧烈运动之前，要先做一些热身运动，使软骨表面有了润滑液的均匀涂布，就像汽车启动以后，润滑液要在各个活动的关节都得到充分地润滑，活动起来以后对关节造成的损害比较小。

而对于很多老年朋友来说，那些节奏比较舒缓的，对膝关节的屈伸活动度不是太大的运动，我是比较赞同的。另外，有一些广场舞跳得比较剧烈，有点接近迪斯科那种感觉，就不适合了。而太极拳里面有很多动作是要半蹲的，比如说像什么野马分鬃，还有什么云手等这些，它是要半蹲的，这个动作长时间做，对关节也是不太好的。

◇ 什么是骨刺？

正常的人体到了五六十岁以后，如果筛查的话，大部分人都会有骨刺，那么骨刺在绝大多数情况下是不引起症状的，骨刺是人体为了适应功能的变化而产生的一种变化，长出来的一些增生物，我们叫骨赘，老百姓就叫骨刺。

◇ 运动受损如何治疗？

症状较轻的病人，我们可以考虑做保守治疗，牵引、按摩、理疗、中药的熏洗、溻渍，包括一些口服、静脉用药。如果效果不好，具有微创手术治疗指征的这些病人，把引起交锁疼痛的游离体摘除，将引起绞锁的半月板做一做成型，甚至是做一做修复，这些是我们的微创治疗。如果效果不好，病人还是很疼痛，严重影响生活，而且这个关节已经到了要做关节置换的时候，那么我们就考虑做关节置换的手术了。

医生答疑

问：五六年前，我的膝关节受过一次比较厉害的创伤，当时拍的片子说是交叉韧带损伤，然后半月板好像有断裂，后来也一直没有做手术，一直到现在，我总是感觉这个膝盖下蹲的时候蹲不到，就是蹲不到最低，等于是我的那个脚后跟碰不到我的那个屁股的位置。您看这个什么原因导致的呢？

王鸿雁：按照您说的这种情况，我觉着您可能不但是前交叉、后交叉韧带及半月板的问题，而且还可能合并有侧副韧带的损伤，比较常见的可能还有内侧副韧带的损伤。根据您说的这种情况，我觉得当时你的这个受伤机制是一个比较大的暴力。

如果是前、后交叉韧带都损伤的话，前交叉韧带绝大部分情况下需要手术治疗，后交叉韧带要根据您断裂的部位，比如说它是上1/3的断裂，那么就需要手术治疗；如果是中下1/3的话，有保守治疗的机会，那么后交叉韧带也许经过保守治疗后，就能够达到你的功能要求了。

问:年前比较冷,我在农村待了一段时间,这个腿可能当时有点冷,有点冻着了,过了年之后,大概在初五左右,我这个腿中间,就关节这个地方,走路的时候就不敢用劲,比较疼,后来这两天天暖和了,它又好了,我想知道这是啥原因。

王鸿雁:你的这种情况有可能是关节受了一些风寒,保暖了以后如果恢复的话,问题应该不大,如果没有外伤的话,仅仅是受凉,那么经过保暖,甚至是做一做理疗肌肉的康复训练,应该很快就过来了。

僵硬的脊柱——强直性脊柱炎

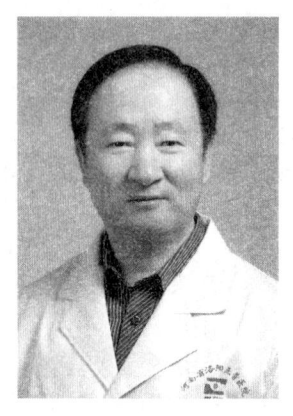

张依山，河南省骨科医院风湿病科主任，主任医师。中华中医药学会风湿病委员会常务委员，中华医学会河南省风湿病分会委员，河南省医学会风湿病分会常务委员，郑州市中西医结合学会风湿病学分会主任委员，郑州市中西医结合学会疼痛学分会副主任委员，郑州市中医学会风湿病学分会副主任委员。对风湿性疾病如痛风及假性痛风、强直性脊柱炎及其他脊柱关节炎、类风湿关节炎及滑膜炎、幼年关节炎、骨性关节炎、干燥综合征、红斑狼疮、系统性硬化症、肌炎鸡皮炎、血管炎等风湿免疫类疾病，均有丰富的临床经验。工作以来发表论文35篇，完成科研成果4项。参与编写专著2部。发明专利1项。

河南农村广播《健康河南》节目特邀嘉宾。

◇什么是强直性脊柱炎？

强直性脊柱炎是一个以骶髂关节损害为主，伴有外周关节病变的风湿免疫性疾病，也是风湿病的一种。往往有腰痛、臀区疼痛，或者下肢的非对称性关节疼痛。这个病常见于男性，特别是青少年，一般从10岁以后，30岁以前容易发病，大部分都在这个时间段内逐渐起病,虽然起病很隐蔽,但是病人还是很痛苦的。当然,不一定都是从腰部开始的,也不一定都是从外周关节开始的,每个人的发病情况不一样。

◇为什么会得强直性脊柱炎呢?

这个病跟遗传有关,可能有家族史,但也不是绝对的,大部分病人还是有遗传的可能性,当然也可能跟感染、创伤、环境因素等有关。目前病因还不十分清楚。

如果 HLA-B27 是阳性的话,往往是跟遗传相关的,可能跟患者的家族基因有关系。

◇强直性脊柱炎有什么病症?

它最常见的特点就是有一个炎性的腰背疼、外周关节滑膜炎及附着点炎。其中炎性的腰背痛,指的就是休息后加重的腰痛,比如睡一夜早上起来腰背僵硬的更明显。

但是又不同于腰椎间盘突出,它和腰椎间盘突出一个最大的区别点就是腰椎间盘突出病变也会引起腰痛,但是睡一夜之后往往会减轻,早上起来会觉得好一点。强直性脊柱炎,这个炎性腰背痛,睡一夜之后早上起来更僵硬,更不舒服,甚至有时候半夜会被痛醒,起来活动活动才会有所缓解,这是它的一个最大的特点,这是第一。第二,往往有一个附着点炎,什么叫作附着点呢,就是这个肌肉和骨骼附着的地方,比如说为什么会脚后跟痛呢,是因为跟腱附着跟骨的地方的那个点发生了炎症,所以附着点炎、外周关节的滑膜炎、炎性的腰背痛,往往组成了强直性脊柱炎的一个典型的表现。当然也有些非典型表现,比如说有眼睛的虹膜炎,或者是有些有心脏的问题,肺的问题,这些虽然很少见,但是也有可能会出现。

◇ 强直性脊柱炎是不是容易误诊?

对,实际上按照杂志上报道,全国的调查发现,强直性脊柱炎的误诊时间大概在 7~11 年之间。之所以没有及时的被诊断,我觉得有两个原因。一个原因是患者的症状还不是非常的具体,因为强直性脊柱炎这个名字起的好像就是脊柱有问题,其他地方可以没有问题,比如膝关节滑膜炎,这样就容易让病人产生不到风湿科看病的问题。第二个问题,也就是刚才延伸出来的,他没有首诊风湿科,而是首诊了非风湿科医生,而非风湿科医生对风湿性疾病的诊断正确性并不是很高,这样就很容易被误诊为其他病。

◇ 病例分析

刘先生,今年 36 岁了,得这个病已经有十几年了,非常痛苦,特别是早晨起床时,一般需要 20~30 分钟才能穿好衣服,因为浑身特别僵硬,穿个鞋都弯不下腰。刚开始得这个病的时候,感觉膝关节和脚后跟特别痛,跑步的时候都跑不了。

王鸿雁:我们在原有治疗的基础上又进一步的规范了,并且按照中华医学会风湿病分会制定的强直性脊柱炎诊治指南进行规范的治疗。目前的治疗大致分为常规治疗、生物治疗及微创介入治疗。其中常规的治疗也就是非甾体类的消炎镇痛药,以及慢作用类改善病情的药物,还有洛阳正骨传承两百年的中医中药治疗。因为这是我们的特色,中医中药在我们医院,我们做得是比较好的。经过中西医结合的治疗使他得到了很好的改善,其实我们并没有给他用生物制剂。如果说这些效果不好的时候，比如说其他患者，我们也会加生物制剂，或者是微创治疗。特别推荐的就是我们现在引入了一个针刀镜治疗强直性脊柱炎，特点是外周关节炎的一个微创介入治疗的方式，这对患者的病情改善起到了很好的作用。

◇ 如何防止复发？

这个病本身就是一个不能治愈的疾病，但却是一个可以控制的疾病，那么这个控制就意味着需要长期的控制。如果不坚持治疗，而是吃好之后就把药物给停掉了，那么就存在着复发的可能性。如果说这期间病人又抽烟，又喝酒，或者饮食不注意，甚至是不运动，或者运动的过度，造成了运动的伤害，那么也容易诱发这个病。

比如说运动，一定要加强锻炼，比如说每天练广播体操、跳绳，做一些自己身体能够耐受的运动。但是有一条，运动不能过度，过度是指运动之后造成患者的关节或者腰部的症状加重了，那就意味着运动过度了，所以每个人的情况不一样，有些可能跑800米也不过度，有些可能走8步就过度了。因人而异，适度锻炼即可。

医生答疑

问：为什么这种疾病男性发病率要高于女性呢？

张依山：这是疾病的特点所决定的，往往在基因遗传的时候男性相对遗传概率高，并且男性发病比较早，症状比较突出，容易引起重视，好像就显得病人比较多了。其实女性病人也不少，只是女性病人往往比较隐藏，起病比较晚，往往在30岁以后才起病。这样即便是起病也比较轻微，不太重视，因为女同志很多都有不同程度的腰疼，这样的情况下就容易误诊为其他病，显得发病率就低了。实际存在的发病率并不一定很低。

腰椎间盘突出症的治疗和锻炼

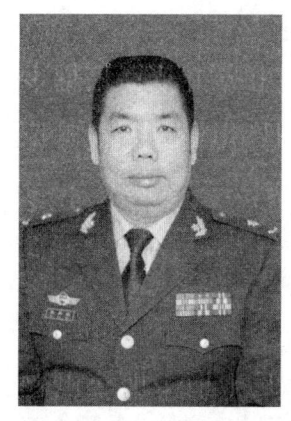

朱卉敏,主任医师、教授、硕士研究生导师;现任武警河南省总队医院脊柱外科主任、全国武警部队脊柱外科中心主任、武警椎间盘治疗中心主任。

国内较早开展后路椎间盘镜等脊柱微创手术,多项微创手术在武警部队及河南省率先开展,荣获"河南省优秀医师"、武警部队"名医、名刀"、军队医疗特殊津贴等荣誉。

河南农村广播《健康河南》节目特邀嘉宾。

◇ **腰疼病的发病率?**

在人的一生当中,有70%的人都被腰腿痛所困扰过,在这70%人里面有将近30%的人是由于椎间盘突出引起的,目前椎间盘突出是一个常见病、多发病,占我们骨科疾病门诊量的1/3。

◇ **哪个年龄段的人容易得腰病?**

椎间盘突出这个病以前是中老年得病比较多,近几年因为工作或者是压力等很多方面的原因,有向年轻化发展的趋势,在我们那儿,最小的患病年龄为9岁。现在的小孩子,因为都是独生子女,娇生惯养,所以说体质都比较差一点,肌肉的发育力量也都差一点,一旦从事一些体力稍微大一点的劳动,比如说到学校打球,或者参加中学生军训,耐受不了的时候可能会导致椎间盘突出了。正常的椎间盘突出这一块,主要是人蜕变引起的,一般的椎间盘在20岁左右发育成熟,之后再往下发展的话很多椎间盘会出现蜕变,在蜕变的过程中因为种种诱因,会导致出现椎间盘突出症。

◇哪些职业容易出现腰椎疾病?

做过手术的,比如说咱们国家体委的副局长蔡振华,他就因为椎间盘突出症做过手术,而椎间盘突出症这个病,以前是重体力劳动者得的比较多一点,但是现在却有一定的职业化趋势,比如说出租车司机、教师,出租车司机是久坐,教师是因为久站的比较多,再一个就是重体力劳动者,包括一些白领阶层等,因平时伏案工作比较多,故易得椎间盘突出症。

◇腰椎间盘突出症男女有别吗?

基本上男性比女性略多一点,但是女性得这个病的也比较多,尤其是到青壮年以后,这是一方面,另一方面是年龄大的人,人蜕变到一定的时候,骨骼的韧带会松弛,松弛以后腰背肌的力量也较差,不能够很好的保护脊椎,因此,当你进行一些不适当的活动,这时候就容易出现椎间盘突出。

◇老年人更容易得腰椎间盘突出症吗?

对,椎间盘突出一定要注意劳逸结合,劳动以后一定要注意休息，我们经常说坐的时间长了一定要站起来活动一下，站的时间长了一定要找个时间躺一下，这样椎间盘的压力会低一下。这是什么意思呢？就是不要长时间保持一个姿势，每隔1~2小时一定把自己的姿势变换一下。这样的话可以减轻椎间盘里面的压力，从而减少突出的可能性。

◇腰椎疾病为什么会腿痛？

以前经常说的一个病，叫作坐骨神经痛，坐骨神经痛其实就是椎间盘突出，约有80%~90%的病人重的时候都合并为坐骨神经痛，以前说坐骨神经痛是种病，现在它仅仅是椎间盘突出临床表现的一个症状。其主要原因是什么呢？是因为从腰椎里面发出的神经到下肢以后合在一块，然后形成坐骨神经再到腿上去，所以说虽然它的病因是在腰里面，但它的临床表现都在下肢。这是椎间盘突出的一种，就是我们经常说的腰痛和下肢的放射痛，这是第一个。第二个就是这个疼痛的性质，时轻时重，除了很重的是一种持续的痛之外，其他的就是说腰痛了我吃点药躺在床上歇歇或者贴点膏药缓解了，但是过一段时间以后很可能又痛了，这是轻度疼的特点，但是重的时候它是一种持续的痛。椎间盘突出还有别的表现，比如说会出现代偿性脊柱侧弯，一看走路是斜的。

◇什么是神经损伤？

神经的损伤会出现什么症状呢？比如说肌肉萎缩，下肢感到麻木，重的时候脚抬不起来，就是脚指头不会钩，脚脖不会抬等。更严重的是压迫造成马尾神经损伤，马尾神经在我们腰椎里面，往往支配大小便功能、性功能，包括会阴部，一旦出现马尾神经损伤，就很难恢复。所以说我们在临床治疗的过程中,人的腰痛里面有几十种病,但是我们一定要区别出来它和别的疼痛有哪些不一样。老百姓有句土话:疼轻麻重木难医。这说明疼痛的时候神经损伤还不是很重,就是一个压迫的症状,是个症状,你给它解决了很快就能缓解,但是神经压迫到一定程度时会出现麻木的症状,再接着会出现肌肉萎缩甚至影响运动等。

◇ 腰椎疾病的自我判断标准是什么?

第一,比如说腰痛反复发作,就是说腰经常痛,这是第一个出现的情况;第二,上述那几种情况的任何一种出现的时候,一定要到正规医院里面做电子计算机断层扫描(CT)、核磁共振,然后确认到底是不是受压了,不要盲目贴膏药,甚至按摩,尤其是用一些手法比较重的按摩,对于椎间盘脱出的病人,它不但不能缓解病情,反而能加重他的病情。

◇ 如何检查腰椎疾病?

X射线是要拍的,X射线可了解你的腰椎有没有不稳,了解你椎间隙是不是变窄,这个是必需的,是否做CT和磁共振要根据个人的病情,有些时候还是需要做的。

◇ 日常生活中有哪些注意事项?

日常生活中,解手的时候一使劲,或者是咳嗽一声,或者打个喷嚏,这时候负压比较高,负压高对椎间盘的压力也会增加,所以说这种情况也是诱因之一。因此,有椎间盘突出的病人比如说在要打喷嚏的时候还是用手保护一下腰。像一些年龄大的老年人有时候买菜的过程中还很喜欢一个人拿个袋子或者是提个篮子，甚至是拿个塑料袋，一大兜这么提着，单侧的负重，不管你是背包也好，或者你单手提也好，它对腰椎还是有危害的，主要原因之一就是腰椎的载荷不一样，也就是说肌肉一侧受力比较大，一侧受力比较小，在这样的情况下，一方面容易出现软组织的损伤，也就是咱常说的腰椎劳损，就是农村说的磨着腰了。这些还是次要的，另一方面，更重要的问题是在椎间盘这一块受力不均匀的情况下，一侧力量大、一侧力量小的时候，集中力量到某一个纤维环上的话，它也是引起椎间盘突出的一个主要原因。另外孩子书包比较重，那么小的小孩肌肉力量又差，另外整个发育还没有结束，所以说背一个沉重的书包对孩子肯定有一定影响，所以现在小孩也会出现比较多的腰痛。

◇微创手术怎么做？

微创手术里面也分几种，比如说微创介入，就是我们所谓的针孔手术，就是在针那个眼里面做的手术，那它就是一个针眼，这就叫微创，所以说有时候一说到微创，好多人说我做微创了，效果不好，他对微创还不是非常了解，真正的微创技术目前有几十种：第一种就叫针孔手术，就是在针眼里做的手术，往往叫介入，像激光、低温等离子、射频等我们都叫作针孔手术；第二种叫锁孔手术，锁孔就是钥匙孔那么大一个口，钥匙孔口也就是最小 8 mm，最多的比如椎间孔镜，椎间孔镜微创技术是目前跟世界同步发展的一个微创技术，它的口也只有 8 mm，做完以后第二天就可以下床，局麻做，效果也非常好，恢复也非常快，这是第二个；第三个就是椎间盘镜，椎间盘镜和孔镜是一样的，都是锁孔手术；第四个手术叫 MISS

手术,也就是微创手术,它的手术孔比正常的要小得多,其实微创的手术还有一个误区,好多人认为口越小就越微创,这也是一个错误的观点。微创是什么呢?就是减少对你周围软组织的一些干扰、创伤,然后达到和超过开创手术的效果,这样才能叫作微创手术。

◇术后如何锻炼?

椎间盘突出这一块,不管你做哪一种手术都有不同的锻炼方法,我们经常教大家的就是腰背肌锻炼,腰背肌的肌肉练好了以后,这才能维持脊椎的稳定,这样在椎间盘突出的情况下,一个是它能够很快地恢复,再一个就是即使原来很轻的病人,不至于会进一步加重,所以说椎间盘手术以后,我们给每个病人都要制订一个个性方案,比如说你做的是针孔手术,可能第二天就可以下床了,这时候我们会教你做小燕飞、五点支撑这些腰背肌的锻炼;比如说你做的是锁孔手术,那就是孔镜、盘镜,这样可能两三天你下床,下床了以后腰背肌锻炼可能要放到两周以后了,不能太早,太早的话伤口还没有愈合,有时候可能会有加重的感觉,比如说你做了很重的,里面要放内固定,里面有滑脱,有狭窄,要给它做融合,我们经常说里面放卡子、上螺钉、换垫子这一类的病人,这一类病人也占了不少比例,这类病人可能要把小燕飞、五点支撑这种锻炼放到1个月,2个月以后,但是早期的时候可以练倒走、后踢腿,这样的也就是锻炼,每个病情采用不同的手术方法,都有不同的锻炼方法和不同的恢复时间。

◇ **网上的锻炼方法可信吗？**

现在对腰椎、颈椎等的锻炼方法的视频也很多，但是每个都是从不同的角度，比如中医是从中医的角度，有些练瑜伽的，可能会掺杂里面的一些方法。治疗疾病这一块，主要就是抓住以下几点：第一，就是我们把对腰背肌的锻炼一定要放到第一位的；第二，平时的生活习惯，也就是正确的日常生活习惯比什么都重要。

医生答疑

问：对于咱们的腰椎间盘突出症，贴膏药行吗？

朱卉敏：现在腰椎间盘突出的治疗五花八门，每个人都在用他最擅长的方法去处理这些椎间盘突出症，包括贴膏药，膏药是我们国家传统医学里面重要的一点，因为膏药里面含有其他药物，它对病人止痛的效果也比较令人满意，也简单易行，所以说很多人也乐意接受，但是它仅仅只能适用于其中很少的一部分人。

问：市面上卖的理疗仪管能用吗？

朱卉敏：理疗仪管对于早期或者是轻度的椎间盘突出是有用的，尤其是在椎间盘早期的时候一定要做正规的保守治疗，否则的话椎间盘突出进一步发展，就像我前面说的，它由膨出的状态到突出，由突出再到脱出，由脱出再到游离，一步一步地加重，可能它的治疗方法就不一样了，一旦病人出现了腰痛，下肢放射痛，那就传到腿上了，一般我们教科书上说正规的保守治疗，原来半年，现在要求3个月，因为很多保守治疗时间长了，比如说椎间盘已经突出了，神经受压如果不及时缓解的话，可能会出现一些神经损伤，就是不可逆的损伤，可能会贻误了治疗的最佳时机。

爱惜骨骼，守护未来

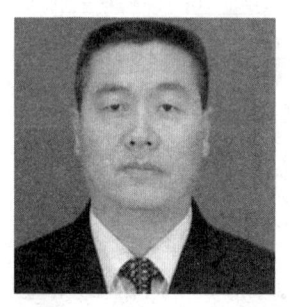

邹士平，郑州市骨科医院关节病治疗中心主任医师，1985年毕业于郑州大学医学院，关节病治疗中心副主任。

中华医学会郑州市中医骨伤专业委员会成员，专赴北京大学人民医院等研修骨科矫形、创伤，临床工作经验丰富，擅长髋膝关节的骨性关节炎，类风湿性关节炎，股骨头缺血性坏死，骨与关节损伤的治疗，人工关节置换技术等。

河南农村广播《健康河南》节目特邀嘉宾。

有一组数字显示，我国骨质疏松症的患者大概有6 000万～8 000万，而且在60～69岁范围内，男女患病比例是33%和73.8%。而70～79岁，男女患病比例是55.6%和89.7%。这说明女性患者远远高于男性患者。国际上，有一个国际骨质疏松的基金会，他们也做了一个调查。全世界50岁以上的女性，有1/3都会出现骨质疏松症，男性有1/5会出现。预计到2025年，全世界将会有一半以上的骨质疏松骨折发生在亚洲。

◇为什么会得骨质疏松？

大概在30多岁的时候，人体的骨骼的质量最好，我们叫骨量，也就是常说的骨密度。年龄大了以后，户外活动、体力劳动减少了，骨量丢失会多一些，慢慢地就形成骨质疏松了。所以中老年人，必须得增加户外活动，多补充维生素D等，减少骨质疏松的发生。

◇ 因为骨质疏松症造成骨折的情况多吗？

比较多，有时一个轻度的外伤，就能造成骨折，像这种情况，往往和骨质疏松是有关系的。骨质疏松性骨折是骨质疏松症最严重的后果。由于骨强度下降，轻微创伤甚至日常活动也可导致骨质疏松性骨折。最常发生骨质疏松性骨折的部位是脊柱、髋部、腕部。因为骨质疏松性骨折后再次骨折的风险会明显增大。所以，在治疗骨折的同时，还要积极地治疗骨质疏松。

◇ 为什么得骨质疏松会驼背？

脊柱的长度是由椎体和椎间盘的高度决定的，锥体内骨质疏松了，轻度的外力都可造成骨折，所以椎体被压扁了。随着年龄的增长，椎间盘内的水分也会减少，慢慢地椎间盘的高度也变低了，所以人慢慢就矮了、驼背了。

◇ 骨质疏松症有哪些症状？怎么检查？

骨质疏松是一种慢性酸痛，部位不是很具体，比较深部一点的疼痛。每个人表现不是太一样。比如酸胀，不舒服，也有可能没有任何症状，所以更容易让大家忽视。50岁以后可以考虑做一下骨密度的检查。

◇ 如何预防骨质疏松？

应从儿童、青少年做起，如注意合理膳食营养，多食用含钙、磷高的食品。坚持科学的生活方式，如坚持体育锻炼，多接受日光浴，不吸烟、不饮酒、少喝咖啡、浓茶及碳酸饮料，尽可能保存体内钙质，丰富钙库，将骨峰值提高至最大值是预防后期骨质疏松症的最佳措施。

骨质疏松是一个自然现象，用进废退。运动、饮食和药物三者是要相结合的。仅仅吃钙片没有用，你得把维生素 D 补上去，要把维生素 D 补上去，就要多晒太阳，你要运动。只有运动，骨骼才能越来越结实。其实骨骼是由多种物质组成的，包括基质、蛋白质、氨基酸、无机盐等，所以我们单纯的补充一种物质是不够的。

◇ 如何通过饮食防止骨质疏松？

市场卖的所有碳酸饮料里，大部分都含有磷酸。因此，大量饮用碳酸饮料会导致人体对磷的过多摄入。所以，大量饮用碳酸饮料的时候，人体对钙的吸收就会显著降低，势必减少骨骼对钙的储存。因此，年轻人一定要多加注意这种磷酸对你骨骼潜移默化的影响。不要挑食，不要偏食。正确饮用碳酸饮料，不会造成骨质疏松这种情况。要是大量饮用，肯定会有不好的结果。所以不要挑食和偏食，注意饮食结构合理均衡。比如说注意补充牛奶、虾皮、海带、豆类等含钙的食品。

病例分析

有位患者今年 76 岁了，患膝关节骨性关节炎有近 30 年，现在膝关节弯曲变形了,走路痛,保守治疗无效,还有什么好的方法吗?

邹士平:像这位患者的情况是骨性关节炎的第四期了,说明他整个膝关节磨损、变形了,关节间隙变窄或者消失,关节里面的软骨、半月板受到损害,而且无法恢复,只能通过手术的方法治疗。手术方法包括截骨和关节置换。

首先是要解决关节疼痛及关节变形的原因,膝关节骨性关节炎是老年人的常见病,常影响患者的行走、上下楼、下蹲等活动,造成生活不便。膝关节置换术是将病变的关节面用金属、聚乙烯等假体替代来重建关节活动功能,以达到解除关节疼痛,改善关节功能,矫正关节畸形,获得长期稳定的效果。

膝关节表面置换,是用一种金属托替换患者损坏的关节面,中间加一个高分子耐磨的垫片,形成了新的关节,类似于补牙的情况,这样走路就不痛了。

医生答疑

问:我家人76岁了,昨天不小心髋关节扭了一下,导致了髋关节股骨颈的骨折,刚刚做了牵引术。这样年纪的老人,用什么样的方法治疗比较好?

邹士平:一个76岁的老人,不小心摔倒导致股骨颈骨折,是由于骨质疏松引起的。股骨颈骨折是全身比较难愈合的部位之一,骨折不愈合及愈合后也可能出现股骨头坏死。他的身体情况还是不错的。如果骨折移位比较严重,就考虑手术治疗了。

问:现在接受了牵引和保守治疗,是否有效?

邹士平:牵引是一个传统的治疗方法,适合那些不能手术的病人。这个方法卧床时间比较长,容易引起心肺系统、泌尿系统、血管系统的并发症,护理不好还会引起皮肤的压疮。我们不否认保守治疗也有治愈的情况,从循证医学统计的结果看,手术治疗效果更好。

问:有些老年人在上下楼的过程中出现膝关节疼痛,下蹲站立困难,这可能是什么原因导致的?

邹士平:这是膝关节退变的表现。随着进入老年,人的肌肉力量减弱,肌肉出现劳损,韧带松弛也会出现劳损,同时出现骨质增生,关节软骨磨损,半月板损伤等。